Valeria Mangani e Adolfo Panfili

IL pH NELLA DIETA ORTOMOLECOLARE

L'equilibrio acido base, un fondamento della salute

tecniche nuove

© 2000, Tecniche Nuove, via Ciro Menotti 14, 20129 Milano
Redazione: tel. 027570254 - 027570257, fax 027570255,
e-mail:libri@tecnichenuove.com
Vendite: tel. 027570251 - 027570252, fax 027570373,
e-mail:vendite-libri@tecnichenuove.com
http: //www.tecnichenuove.com

ISBN 88 481 1185 8

Stampa: Rotolito Lombarda, Pioltello (MI)
Finito di stampare nel mese di settembre 2000
Printed in Italy

Supplemento al n° 7 – ottobre 2000 della rivista Farmacia News
ISSN 1121-1350
Direttore responsabile: Giuseppe Nardella
Registrazione Tribunale di Milano n. 313 del 23/4/91
Iscrizione nel registro Nazionale della Stampa n. 630 vol. 7 foglio 233 del 16.12.1982
Pubblicazione vendibile nelle farmacie ai sensi dell'art. 7 della legge n. 67 del 25/2/1987

Indice

Prefazione. *L'approccio ortomolecolare: la chance di essere sani* pag. 5

Capitolo 1. *Che cos'è il pH?* pag. 9
Capitolo 2. *L'alchimia della guarigione: rifiutate le etichette* pag. 19
Capitolo 3. *Alimentazione e pH* pag. 43
Capitolo 4. *Centrifugati che passione... e che pH* pag. 65
Capitolo 5. *Per alcalinizzare il vostro corpo* pag. 75
Capitolo 6. *La dieta pH nutre il terreno biologico* pag. 85
Capitolo 7. *Se fosse la preghiera la vera medicina* pag. 91
Capitolo 8. *Quando la musica alza il pH* pag. 95
Capitolo 9. *Istruzioni finali per l'uso del programma dieta pH* pag. 99
Capitolo 10. *Esempi di giornate alimentari* pag. 105

Appendice. *Alitest @ il test citotossico delle intolleranze alimentari per regolarizzare il pH* pag. 123

Perché il Tuo sentiero sia sempre più chiaro
Mamma e Papà

La Medicina
Ortomolecolare
lavora per la vostra
consapevolezza

L'APPROCCIO ORTOMOLECOLARE:
la chance di essere sani.

Il programma della dieta pH si propone di aiutarvi a raggiungere la calma, la serenità spirituale e la salute fisica, creando una sinergia terapeutica tra occidente ed oriente che ora come non mai si stanno compenetrando in una summa della guarigione totale.

È statisticamente interessante osservare che i colleghi di Harward sostengono che almeno l'ottanta per cento delle malattie che affliggono l'umanità non sarebbero curabili e che chirurgia e medicina tamponerebbero solo il dieci per cento delle patologie, mentre un altro dieci percento sarebbe infine da ascrivere ad incidenti chirurgici e ad effetti collaterali conclamati conseguenti all'uso dei vari medicinali. Quest'ultima percentuale sarebbe probabilmente rivedibile in senso ampiamente maggiorativo. Non tutte le colpe vanno riversate sul medico prescrittore di farmaci, poiché il desiderio di assumere medicine è forse il tratto caratteristico che distingue l'uomo dagli altri animali. Fintantoché il paziente non chiederà espressamente al suo curante di *non* essere trattato con farmaci convenzionali, questi si sentirà obbligato a prescriverne per non disattendere le aspettative. Certo che uno dei doveri del medico è quello di educare i suoi pazienti ad assumere meno intrugli chimici possibili, ma nel frattempo non sarebbe male che cominciaste a rimboccarvi le maniche documentandovi in proposito all'idea di poter star bene ed anche meglio senza farmaci.

Collaborazione e dialogo tra paziente e medico sono oramai una realtà d'amore che non è possibile ignorare.

Alle soglie del terzo millennio dovremo finalmente concordare che la salute è una vocazione che sgorga dal profondo del nostro animo a non dipende solo da ciò che gli altri sono disposti a fare, ma piuttosto da quanto ognuno è disposto ad impegnarsi a fare per se stesso.

Friedrich Nietzsche affermava in proposito:

"Ho la sensazione che un infermo

agisca più a cuor leggero se ha un medico, che se attende da sé alla propria salute. Nel primo caso, gli basta rispettare severamente tutte le prescrizioni; nel secondo caso prendiamo di mira lo scopo che si propongono quelle prescrizioni, cioè la nostra salute, con maggior coscienza, ed usiamo molto più accorgimento e ci sottoponiamo a molti più comandi e proibizioni di quanto non accadrebbe per consiglio del medico".
I colleghi dell'UCLA (Università della California) sostengono, in sintonia con Jonathan Swift, che i migliori dottori sono: il dottor Dieta pH (ndr), il dottor Quiete ed il dottor Gioia.
Nelle corsie degli ospedali e negli ambulatori è legittimo chiedersi dove sono andate a finire la fede e l'amore (vedi paragrafo sulla preghiera).
I monaci tibetani saggiamente sostengono che per realizzare un desiderio, per esempio quello di guarire, è necessario calpestare il terreno dove i desideri si realizzano.
Orbene, cari lettori, se siete curiosi di sapere dove andare a fare questi ispirativi quattro passi sappiate che questo terreno è dentro ciascuno di noi!
Quante volte l'avete calpestato senza accorgervene?
Ignoravate forse che la lampada di Aladino era proprio lì sotto il vostro naso!
Perché i desideri si avverino non dovrete fare altro che strofinarla...
Purtroppo avete perso la fiducia nella capacità del pensiero di guarire e lenire dolori e sofferenze e ritenete inutile e puerile strofinare quel pezzo di latta opaco.
Ritenete forse sciocco anteporre ad un antibiotico una carezza, un bacio o una canzone?
Concedetevi un momento per pensare ad un'area della vostra vita che ha bisogno di essere guarita. Inviate amore a questa parte di voi dimenticata e ricominciate a strofinare la vecchia lampada e ritornate a calpestare il giardino incantato dei vostri sogni con l'identico candore di un bimbo alla scoperta delle dimensioni del mondo.
Immensa sarà la sorpresa allorché vi renderete conto che benché l'onda delle parole sovrasti sempre l'umanità, le vostre profondità sono silenti, ma non mute e aspettano solo d'essere interpellate ed ascoltate per tornare a scintillare come eloquenti sorrisi di rinascita e benessere.
Questo è il reale scopo della preghiera e sarà opportuno cominciare a rispolverarla al più presto, pronunciandola però non come una sterile e monotona litania, come eravamo avvezzi fare alle scuole elementari, ma come una canzone d'amore che sgorga dal chakra del cuore anche a labbra serrate.
I cinesi saggiamente suggerivano di pagare il medico quando si era in salute e di smettere di corrisponderlo quando subentrava la malattia.
In quest'epoca si è più che altro abituati a focalizzare l'attenzione sul trattamento delle patologie

nella prospettiva di distruggere le malattie oppure combatterle a tutti i costi, costi quel che costi.
Il programma dieta pH propone un approccio ortomolecolare differente, sintesi tra la medicina tradizionale e quella olistica: dieta, esercizio fisico, elioterapia, riposo, meditazione trascendentale, massaggio, preghiera, musica, ecc. cercando di fornire una serie d'informazioni e consigli pratici da utilizzare qui ed ora, tali da rendere le malattie non più necessarie.
La malattia diviene un'informazione superflua allorché si rispettano i precetti ortomolecolari del programma dieta pH.
Ricordate comunque che non si può raggiungere la guarigione se non siete convinti di meritarla, quindi per perseguirla abbandonate il pensiero di essere colpevoli od inferiori agli altri, siate liberamente, e ciò che siete meriterà il benessere e la guarigione.
Le eloquenti diagnosi sono edificanti per chi le pronuncia, ma sono spesso estenuanti fardelli da sopportare sulle spalle di chi le riceve. Abbiamo cercato di scrivere non certo per identificare le malattie a scopo diagnostico, in proposito infatti sono già stati versati non fiumi, ma oceani d'inchiostro. Le righe di questo programma sono state concepite per farvi appurare se il vostro stile di vita e la vostra dieta possono fornirvi una chance in più per essere sani.
Questa prospettiva ortomolecolare sembrerà piuttosto nuova per molta gente e potrebbe non coincidere con quella della cosiddetta comunità medica.
L'approccio allopatico o farmacologico induce a combattere il sintomo, spesso senza chiedersi se il corpo ha ragione o torto nel creare quel tipo di allarme, agendo sull'effetto più che sulla causa della malattia stessa.
È comunque giusto dare a Cesare quel che è di Cesare e riconoscere i meriti della scienza e che lo stato di coscienza attuale si è potuto sviluppare solo grazie a questa fase d'innegabile e significativa transizione della medicina.
Stiamo tutti quanti vivendo in prima persona un momento di profondo cambiamento dell'arte medica e da qui a vent'anni queste righe risulteranno probabilmente banali ed obsolete al malcapitato lettore.
Questo stato di cose ci autorizza a dissertare in proposito, senza nulla togliere al reale beneficio scaturito dall'uso non sistematico di taluni farmaci specialmente nei casi di urgenza clinica conclamata.
Nella Città del Sole del terzo millennio è auspicabile che l'uomo non debba più morire d'infarto per rendersi conto di cosa significa amare, o suicidarsi con un tumore per vendicarsi delle sofferenze subite.
Attualmente la maggior parte dei suggerimenti per la salute sono concepiti per aiutare la gente a controllare meglio i sintomi tramite farmaci, vaccinazioni, ecc. mentre per sentirsi meglio l'obiettivo di questo libro è quello di aiutarvi a

comprendere profondamente con il cuore e con l'anima, ancor prima che con la mente, come voi potete essere migliori e più sani.
Si guarisce perché si sceglie di diventare persone nuove!
I concetti e i consigli che sono presentati potrebbero ad una prima lettura non essere completamente accettati da coloro che svolgono attualmente un lavoro finalizzato alla diagnosi, alla valutazione ed al trattamento delle malattie, o addirittura scatenare il loro risentimento. Di ciò ci rincresce profondamente, ma speriamo che costoro siano comprensivi poiché lo scrivere è come le nubi ed i fiori, che si formano naturalmente, come risultante dell'accumulo di certe forze naturali che a tutti appartengono, e devono cercare l'espressione di qualche cosa che è dentro di loro. Il consiglio è quello di lasciar correre le nubi e di non cogliere i fiori e lasciar sedimentare le informazioni ricevute, rispolverandole piuttosto per una seconda lettura, spesso più suggestiva e propositiva della precedente.
Eseguendo solo diagnosi, senza interventi opportuni e causali non si guarisce. I concetti che troverete menzionati serviranno a crearvi una più ampia consapevolezza del vostro livello di salute. È giunto il momento che vi assumiate la responsabilità del corpo che vi è stato affidato, che impariate a conoscerlo, rispettarlo ed amarlo.

CAPITOLO 1

CHE COS'È IL pH?

In termini scientifici pH significa potenziale di idrogeno o, se vogliamo essere ancora più scientificamente realisti, potremo definirlo come il logaritmo negativo della concentrazione degli ioni idrogeno... Invece vogliamo semplicemente dire che nel vostro organismo pH significa potenziale di salute, senza impegolarci in iperboliche disquisizioni biochimiche.

L'organismo, fintantoché è vivo, reagisce alle sostanze che vengono in esso introdotte, siano esse grassi, calorie, colesterolo, vitamine, minerali, tossine, ecc.... per fortuna! Guai se così non fosse!

L'organismo è costituito da settantacinque trilioni di cellule connesse tra di loro da un tessuto denominato connettivo. Tale tessuto svolge un ruolo fondamentale di mantenimento dell'equilibrio interno. Il connettivo è un vero e proprio teatro delle patologie infiammatorie e degenerative, con l'ulteriore finalità di regolazione degli scambi nutrizionali.

L'infiammazione assume di conseguenza il cruciale significato d'intensificata reazione biologica, mirata all'eliminazione delle tossine, fenomeno quest'ultimo che tende a sviluppare nel focolaio dell'infiammazione stessa un maggior tasso di acidità, ovvero una diminuzione del pH. Uno dei primi risultati dell'infiammazione è quello di isolare dagli altri tessuti la zona colpita dall'agente lesivo.

Tale effetto di isolamento ritarda la diffusione dei batteri e dei prodotti tossici. L'intensità del processo infiammatorio è di solito proporzionale all'entità del danno arrecato al tessuto dagli *stressors* che vengono identificati e catalogati come omotossine. Quando affermiamo che lo stress uccide, stiamo parlando di questi microscopici killer denominati omotossine. Queste omotossine si depositano nel colloide mesenchimale, una sorta di sostanza fondamentale nel quale sono immerse le varie cellule, che passa dalla fase gel alla fase solubile (sol) nel tentativo di eliminare le tossine attraverso l'unica via di uscita possibile: il sistema linfatico. Così ogni volta che il deflusso linfatico viene ostacolato potremo avere come conseguenza malattie croniche e degenerative con danno

finale del sistema immunitario.
Questo libro è finalizzato a dare informazioni sui cibi che determinano questo microclima salutare, che consente a tutti gli organi, cellule e sistemi, di sopravvivere senza situazioni esageratamente stressanti. Quando il mezzo interno è in salute, le cellule, gli organi, i vari sistemi ed apparati e, ciò che più importa, finalmente voi, siete sani. Il corpo è alcalino come progetto, ma può in certe situazioni funzionare anche in ambiente acido. I fluidi interni sono stati concepiti per funzionare in ambiente estremamente alcalino ed ancora quando le cellule sono al lavoro, che svolgono 24 ore al giorno, producono degli acidi interni e questo è parte del metabolismo per il quale sono state disegnate; infatti, l'organismo è stato concepito per eliminare agilmente questi acidi. D'altro canto alcuni cibi come la carne, il pollame, il pesce, le graminacee, le noci e le nocciole possono produrre una quantità di sostanze acide che non vengono altrettanto facilmente eliminate. Pertanto, quando si accumulano troppi radicali acidi nell'organismo si ipotizza una sorta di inquinamento: organi e sistemi cedono e non possono lavorare al meglio delle loro potenzialità, semplicemente perché l'essere umano non è stato predestinato a metabolizzare enormi quantità di sostanze acide. Solamente una dieta contenente l'80% di vegetali e frutta può portare quella quantità di minerali che il corpo può utilizzare per eliminare gli acidi forti contenuti nella carne, nel pollame, nel pesce e nelle graminacee. Questi minerali sono un elemento vitale e determinante per il programma di sopravvivenza.
L'organismo è progettato per sopravvivere a problemi immediati ed è in grado di farlo a qualsiasi costo fintanto che organi e sistemi diventino esausti e possano comparire dei sintomi. Tali sintomi sono comunemente conosciuti come: osteoporosi, sclerosi multipla, morbo di Parkinson, attacchi cardio vascolari, ictus ecc. Questo non significa che per stare bene occorre diventare vegetariani al 100%, oppure non mangiare mai più carne, occorre piuttosto trovare un giusto equilibrio. Vi accorgerete che il vostro organismo può maneggiare questi cibi acidificanti purché consumati eccezionalmente. Vi accorgerete, col sistema di monitorizzazione della dieta PanpHili, che l'organismo può reagire all'introduzione di alimenti acidificanti e, attraverso vegetali e frutta, cercare di neutralizzarli facendo insomma del suo meglio per ritrovare il paradiso perduto.
Alla fine del libro vi proponiamo anche una serie di menù di riferimento che potranno aiutarvi per mangiare in maniera varia e convertire delle abitudini alimentari sane in piacere. Mangiare sano non significa mangiare male. Salute, felicità e successo sono le conseguenze di alcune decisioni perso-

nali, e la conseguenza di scelte opportune riguardo a ciò che mangiamo, beviamo, dell'esercizio fisico che svolgiamo, del riposo, di ciò che respiriamo e di ciò che pensiamo.
È possibile affermare che l'alcalinità dell'organismo umano, conseguenza di un'alimentazione a bassa percentuale di proteine, comunque inferiore al 6-7% della dieta, si accompagna ad un generale aumento dell'attività funzionale con un notevole senso di benessere e un miglioramento dell'efficienza mentale e fisica dell'individuo. Non dimenticate che un pensiero talora può essere più tossico di un alimento. Salute significa prendere delle decisioni al momento giusto e continuativamente. Tornando al pH la scala del pH varia da 0 a 14; 0 indica la completa ed assoluta acidità, mentre l'altro capo della scala, il 14, indica invece la completa alcalinità.
Il pH 7 indica il giusto mezzo e che la sostanza considerata non è né acida né alcalina ed è pertanto neutrale. Pochissime sostanze sono realmente neutre in natura.
Il pH dell'ambiente interno esprime il potenziale di salute dei fluidi che sono all'interno e all'esterno delle cellule. In altre parole più il pH è inferiore a 7 più l'acidità è grande e quindi si avrà una concentrazione di ioni idrogeno (H+) sempre crescente.
Inversamente, maggiore è l'alcalinità, e più bassa progressivamente sarà la concentrazione degli ioni idrogeno (H+). Seguendo la scala del pH illustrata a piè di pagina è possibile visualizzare meglio questo concetto.
Essendo il sistema del pH basato sui logaritmi, anche la semplice variazione di una unità sulla scala indica un enorme aumento della concentrazione degli ioni idrogeno, ben differente da quella del sistema aritmetico.
Lungo questa scala si svolge la vita, i cui limiti estremi sono compresi tra 7.1 e 7.8 di pH; qualora i valori dovessero scendere a 6.95 sarebbero guai seri e sopraggiungerebbero coma, infarto, arresto cardiaco ed altre amenità facilmente immaginabili, mentre con un pH di 7.7 potrebbero verificarsi convulsioni, irritabilità ed addirittura delle crisi tetaniche. Come al solito la soluzione è nel giusto mezzo e ben si confà l'antico aforisma latino derivato da Orazio (Odi, II, 10,

VALORI DI PH

ACIDITÀ ⟵⟶ ALCALINITÀ

0 1 2 3 4 5 6 (7) 8 9 10 11 12 13 14

5) che premia chiunque prediliga, anche per il pH, l'*aurea mediocrità*.

IL FATTORE ACIDITÀ

Ogni giorno una nuova dieta: fate attenzione ai grammi di grassi, controllate il vostro colesterolo, osservate le vostre calorie, non esagerate con il sale, usate margarina al posto del burro oppure burro al posto della margarina, l'olio di oliva vi aiuterà a prevenire il cancro del seno ecc., ecc.
L'ultima moda è quella di fare il pieno di vitamine minerali ed aminoacidi.
I consigli per vivere meglio cambiano di giorno in giorno così come si cambia la camicia o la cravatta.
In realtà non esiste la pietra filosofale sotto forma di un cibo, un alimento, un minerale, un enzima, una combinazione di alimenti che possano garantire la salute assoluta e la protezione da qualsiasi malattia. La panacea è appannaggio forse di sparuti gruppi di alchimisti, che non forniscono a tutt'oggi prestazioni tramite il SSN. Non esiste un proiettile magico per garantire l'immortalità. Il semplice rispetto di un criterio alimentare non assicura automaticamente la salute; lo svolgimento di un'attività fisica regolare non garantisce assolutamente la salute; l'assunzione regolare di vitamine, aspirina, cartilagine di squalo, ecc., non garantisce l'assoluzione plenaria dai peccati contro il benessere fisico e mentale. Lo stato di salute non è extrapolabile come un singolo fotogramma da una pellicola cinematografica, perché l'organismo è in costante divenire ed ogni cellula è in costante avvicendamento. Pensate che la mucosa gastrica del mammifero uomo si rinnova completamente nell'arco di 24 ore.
Nulla è statico e tutto scorre e, come diceva Democrito, non è ancora possibile tuffarsi due volte nella stessa acqua che scorre sotto il ponte. Allorché il costante divenire della vita s'interrompe, si cristallizza nella patologia. Le malattie insorgono a perenne monito che il tempo tutto toglie e tutto dà; ogni cosa si muta, "nulla s'annichilia" come sosteneva Giordano Bruno nel *Candelaio*.
La salute è un effetto collaterale di come decidiamo di vivere il tempo che ci è stato assegnato su questo pianeta, essa cambia a seconda dei livelli, i tipi e la durata dello stress al quale l'organismo può adattarsi.

TESTARE IL PH DELLE URINE È FACILE

Se sapere poco è pericoloso, dov'è l'uomo che sa tanto da essere fuori pericolo?
Thomas H. Huxley, *Dell'istruzione elementare in fisiologia*

La vita è possibile solamente quando il pH dell'organismo è stabile e leggermente alcalino (pH ideale del sangue è compreso fra 7.39-7.41).

Grazie alla presenza di sistemi regolatori definiti tamponi è possibile neutralizzare l'eccesso di acidità come quello di alcalinità (*).
La determinazione esatta del pH delle urine si può realizzare con la semplice cartina tornasole inumidita con una goccia di urina prelevata al mattino dopo l'eliminazione del primo getto urinario. Il colore ottenuto consente di stabilire un determinato valore numerico del pH: il giallo corrisponde all'ambiente acido (pH 5 o inferiore), il verde al neutro (pH circa 7), alcalino.... al colore blu (pH 8 o 9).
Il pH di un individuo sano che assume una giusta quantità di verdure e di frutta e una bassa quantità di proteine è di circa 7-7.5. La finalità della valutazione del pH urinario è quella di valutare se l'organismo ha una sufficiente riserva di minerali alcalini per neutralizzare gli acidi forti che sono contenuti negli alimenti proteici e raffinati.
I minerali che contribuiscono ad alimentare la riserva alcalina sono il sodio, il calcio, il potassio, il magnesio e il ferro.
Per riserva alcalina non si intende un ammasso informe di minerali sparsi in tutto l'organismo, bensì un'unità funzionale dinamica di pronto intervento.

PERCHÉ CONTROLLARE IL pH DELLE URINE

Qualsiasi cibo, buono o cattivo che sia, una volta ingerito rappresenta una situazione di emergenza per l'organismo che cercherà di affrontarla nel miglior modo e più rapidamente possibile.
Le sostanze incontrate verranno processate dal tribunale immunitario del corpo che stabilirà la vera convenienza nell'assunzione delle stesse, soppesandone i pro e i contro.
Mangiare rappresenta sempre un impegno metabolico particolarmente elevato, definibile stress positivo o negativo secondo il concetto di Selye.
Ogni organismo in buona salute attraverso gli organi cosiddetti emuntori, ovvero di purificazione (reni, polmoni, fegato, cute, intestino ecc.), riesce a depurarsi adeguatamente a condizione che tali

(*) N.B.: I sistemi tampone a livello ematico sono 6, per i cultori della biochimica:
1° acido carbonico/bicarbonato
2° fosfati bimetallici/ monometallici
3° acidi organici deboli (acido aspartico e acido glutammico)
4° proteine plasmatiche/ proteinati
5° emoglobina/emoglobinati
6° ossiemoglobina/Ossiemoglobinati.
Di questi tamponi il più importante è quello costituito dalla coppia acido carbonico/bicarbonati, un vero e proprio sistema di emergenza che nelle situazioni più critiche consente di ridurre i danni indotti dall'acidità.

strutture non vengano sovraccaricate con eccessive dosi di tossine e, soprattutto, di cataboliti, ovvero detriti acidi provenienti dal metabolismo delle cellule.
Poiché le prime urine del mattino sono lo specchio del metabolismo di un individuo, è sicuramente interessante utilizzarle per consentire al medico di ottenere due tipi di importantissime informazioni:

1. come l'organismo ha reagito all'introduzione degli alimenti della giornata precedente;
2. importanti indicazioni sulla disponibilità della riserva vitale o alcalina, che rappresenta la capacità di ammortizzare alimenti acidificanti introdotti con la propria alimentazione.

Diverso invece è il discorso per ciò che concerne il pH salivare: indicatore della condizione intracellulare e dell'equilibrio fra il sistema neurovegetativo ortosimpatico e parasimpatico che come l'infaticabile Penelope tessono e disfano a turno la tela della vita. È opportuno inoltre raccogliere un'accurata anamnesi familiare, fisica ed emozionale, per poter valutare al meglio le condizioni nutrizionali del paziente. Alcuni stati emozionali o disturbi del sonno o particolari tipi di sogni possono provocare variazioni abnormi della lettura del pH salivare.
Il valore del pH urinario ideale dovrebbe essere portato ad un'unità in più rispetto al pH della saliva (pH saliva 6.8; pH urina 7.8).
Una considerazione a parte meritano invece i pazienti grossi consumatori di carne che potrebbero presentare un pH salivare di 5 e un pH urinario di 7.
Qualora questo tipo di persona cominciasse improvvisamente ad incrementare l'assunzione di frutta e di verdure la repentina variazione di pH intravescicale potrebbe provocargli una transitoria infiammazione della vescica e, qualora ciò si verificasse, è fondamentale non desistere dalle misure nutrizionali intraprese ed introdurre in terapia l'assunzione da 3 a 6 bicchieri al dì di succo di mirtillo, concentrato senza zucchero, diluito in acqua, per veder scemare nel volgere di pochi giorni la sintomatologia.
Qualora la persona fosse particolarmente malata e si dovesse ricorrere a particolari drastiche misure sarà indispensabile astenersi da qualsiasi tipo di proteina animale per almeno un mese e limitare l'introduzione di graminacee ad elevata percentuale di proteine e fagioli, limitandone l'assunzione ad una porzione al giorno.
Ovviamente è richiesto un periodo di tempo specifico per cambiare abitudine alimentare e per far sì che il sistema digerente si possa sintonizzare su questo nuovo tipo di fisiologia di funzione.

URINALISI A CASA VOSTRA

L'Urinalisi è una metodica diagnostica facile ed economica da utiliz-

zare, anche quotidianamente, per verificare la nostra funzionalità globale. Si tratta del classico economico ed affidabile esame delle urine che l'antico padre della medicina occidentale, Ippocrate, eseguiva al capezzale del malato dopo averlo vegliato per tutta la notte. Un esame delle urine rivisto e sottoposto ad un restyling, dopo aver risciacquato i panni in Arno, come sosterrebbe il sommo Manzoni.
Non si chiederà certo al neofita di assaggiare ippocraticamente le urine come un novello sommelier, ma piuttosto di utilizzare un metodo semplice per ritrovare la sintonia con le energie perdute.
La tabella a pagina 46 servirà per registrare a livello domiciliare i valori di pH delle urine e della saliva e renderli facilmente interpretabili sia dal medico che dal paziente e fornire un reale strumento per descrivere i progressi che l'organismo è in grado di fare semplicemente dandogli più attenzioni.
Lo scrittore Dominic J. Corrigan sosteneva che il guaio dei medici non è che essi non conoscano a sufficienza, bensì che essi non guardino a sufficienza la natura che li circonda.
Infatti, oggi, quasi nessuno pone più attenzione ad un banalissimo esame delle urine, che se opportunamente interpretato ci può fornire talora più informazioni utili di una TAC o di una RMN (Risonanza Magnetico Nucleare).
Molti colleghi temono quasi di prescrivere un esame non costoso, ritenendo forse che il proprio valore professionale sia subordinato all'esborso economico sostenuto dal paziente. Con questo non si intende abiurare il significato di certe metodiche diagnostiche non routinarie, ma piuttosto di rivalutare quelle di base.
Insomma se un medico richiede una RMN non per questo ha motivo di ritenersi più abile di colui che richiede una semplice Urinalisi.
Il superspecialismo del consumismo della medicina ci sta trasformando in operai ultra specializzati della catena di montaggio della pseudo salute. Per eseguire un corretto monitoraggio del pH sarà opportuno controllare per almeno due settimane, tutte le mattine al risveglio, il valore del pH salivare ed urinario. Escludete il primo getto delle urine, utilizzate le apposite cartine tornasole allegate al libro e che potrete in futuro agevolmente reperire in farmacia o presso un gabinetto di analisi.
Ricordate di non lavare i denti prima di esaminare la saliva.
Dalla colorazione delle cartine tornasole potrete evincere il corrispettivo valore numerico e dovrete riportarlo sull'apposita scheda.
L'assunzione eventuale di farmaci va segnalata specificandone a parte l'eventuale posologia.
Per ciò che concerne il *fist test* o test del pugno troverete ampi dettagli poche pagine più avanti; comunque se non riuscite al risveglio a serrare il pugno con la stessa forza della sera precedente

potete apporre un più sulla scheda nell'apposito spazio.
Conservate le schede con le letture eseguite ed osservate le sinergie tra le variazioni di pH, umore, condizioni fisiche ed eventuali errori alimentari o farmacologici. Rimarrete sorpresi di come salute e pH siano intimamente connessi. Rammentate inoltre che, perché i dati siano attendibili, è importante sapere quante ore il paziente ha riposato prima della raccolta delle urine del mattino (almeno 5 ore consecutive) e quali cibi ha consumato la notte precedente all'Urinalisi. Una cena parca e monastica avrà sicuramente un ben differente effetto sul pH urinario di quanto sarebbe riscontrabile dopo un boccaccesco e pantagruelico banchetto.
È essenziale che venga compilata anche la colonna che richiede un'autovalutazione della propria condizione fisica e mentale al risveglio, utilizzando un punteggio scolastico da 0 a 10. Per esempio se al mattino il vostro umore è nero e spalancare le palpebre rappresenta uno sforzo pari a quello necessario a sollevare un macigno di cento chili, allora vi siete meritati uno zero pieno, se invece appena alzati vi sentite più scattanti e pimpanti di Rambo nella jungla, allora un bel dieci non ve lo toglie nessuno!
Non barate con voi stessi e siate sinceri nello stilare il vostro punteggio, ne va della vostra salute!
Osservando il chiaro rapporto intercorrente tra umore, forza e pH vi accorgerete che il benessere è strettamente subordinato al perseguimento di un pH di valore alcalino (7-7.5).
Mentre un pH di valore acido all'Urinalisi (5-5.5) è plausibile se nel corso della cena precedente al test avete fatto fuori una bistecca alla fiorentina. Non è certo sinonimo di benessere, e se mantenuto costantemente basso può causare seri danni.
Certo le proteine appena ingerite conferiscono spesso una sensazione di esuberanza ed aggressività specialmente negli individui sani e indenni da eclatanti patologie.
Tale aggressività è tipica dei carnivori allorché percepiscono l'odore od il sapore della carne e del sangue. Provate, con attenzione, a fare l'esperimento di togliere al mastino affamato del vicino l'osso fresco o la braciola di manzo che si sta rosicchiando per rendervene conto!
La digestione delle proteine animali impegna notevolmente l'organismo umano.
Pensate che nello stomaco è richiesto un pH 2-3, spiccatamente acido, per attivare un enzima denominato pepsina. Quando il pH è invece intorno a valori di 5 questo enzima si blocca e la bistecca rimane... sullo stomaco, come si suol dire.
Certo non siamo obbligati ad essere vegetariani, ma non appena eccediamo il dosaggio massimo giornaliero di 30 grammi (Morter e Panfili, 1993) di proteine consenti-

te cominciano i problemi.
Le difficoltà nascono dall'incipiente acidosi digestiva indotta dalla massiccia liberazione di succhi gastrici (ovviamente acidi), che impegnano strenuamente, in senso metabolico, il povero organismo che, dopo la libagione, ne dovrà espellere i prodotti di rifiuto attraverso reni e fegato. Pensate semplicemente che la tossina della carne permane in circolo nell'organismo per ben 142 ore dopo l'ingestione.
La pepsina è capace praticamente di intaccare tutti i tipi di proteine alimentari e il mitico collagene, che rappresenta un costituente del tessuto connettivo intercellulare della carne.
Affinché gli enzimi digestivi possano penetrare nella carne e digerire le proteine cellulari è necessario che vengano prima digerite le fibre del collagene... che guaio se un po' di acidi dovessero raggiungere la vostra pelle: attenti alle rughe se mangiate troppe proteine!
Oltre ai rischi d'invecchiamento precoce correlati alle diete iperproteiche (superiori ai 30 gr. giornalieri) va considerato inoltre che negli individui con scarsa attività gastrica (anziani, bambini, soggetti defedati, stressati, vegetariani, piloti, hostess, ecc.) gli enzimi digestivi penetrano con difficoltà nelle carni alimentari e queste vengono digerite male.
Un piatto di verdure produrrà una ben più mite sensazione di tranquillità ed appagamento dopo l'assunzione, considerando che i vegetali contengono sicuramente meno proteine e meno calorie rispetto alle carni (un grammo di proteine animali libera circa 4.5 Cal, mentre un grammo di proteine vegetali 2.3-2.5 Cal.).
È stato rilevato che esiste un limite massimo della quantità di proteine accumulabili in ogni tipo di cellula.
Una volta che le cellule abbiano raggiunto questo limite massimo di saturazione, qualsiasi ulteriore quantità di aminoacidi (i mattoni che costituiscono le proteine) presente nei liquidi corporei viene degradata a scopo energetico o immagazzinata sotto forma di grassi (Guyton, 95). Pertanto eccedere con le proteine è rischioso anche per la linea, care signore... e signori!
La degradazione delle proteine avviene quasi interamente nel fegato ed inizia con un processo di smontaggio dell'azoto da cui la vita scaturisce. Tale processo è denominato desaminazione (letteralmente rimozione di una parte energeticamente preziosa dell'aminoacido conosciuta dagli addetti ai lavori come gruppo aminico).
A promuovere questa manovra di alleggerimento sono gli aminoacidi in eccesso nelle cellule, specialmente nel fegato, i quali nel corso dell'operazione liberano dell'ammoniaca. Tale sostanza è notoriamente tossica, analoga al Cif ammoniacale che per pulire i pavimenti va benissimo, ma a contatto

delle nostre cellule provoca disastrosi effetti!
Per fortuna madre natura ha pensato anche a questa evenienza e piccole dosi di ammoniaca riesce a neutralizzarle convertendole in una sostanza meno tossica: l'urea.
Quando si eccede questo fatidico limite dei 30 grammi di proteine al dì, il fegato va in tilt e non ce la fa più a difendersi dai reiterati attacchi metabolico-alimentari, l'ammoniaca si accumula nel sangue e di conseguenza nelle urine, andando a creare effetti nefasti sull'apparato urinario che è sicuramente meno abile ed idoneo del fegato allo smaltimento di questa tossina. Anche il cervello può subire danni causati dall'eccesso di ammoniaca che tenderanno a manifestarsi con: stanchezza, irritabilità, nervosismo, alterata coordinazione neuromotoria, ecc.
Tra le varie voci riportate nella tabella trova spazio il Fist Test o test del pugno chiuso, che non serve a procurarsi più rapidamente la tessera dell'Ulivo, ma per testare invece quanti veleni sono in circolazione.
Ma andiamo per gradi.

FIST TEST:
IL TEST DEL PUGNO

La presenza dell'eccesso di ammonio nell'organismo è sicuramente rilevabile con routinarie metodiche analitiche di laboratorio sui fluidi biologici, ma anche voi a casa potrete rendervi conto di quest'eventualità eseguendo il test del serrare il pugno prima di coricarvi e nel ripetere la medesima manovra al risveglio possibilmente prima di aprire gli occhi.
Qualora non riusciate nell'intento con identico vigore o doveste addirittura accorgervi di avere difficoltà a stringere il pugno, ciò starà ad indicare che nel vostro organismo c'è un eccesso di ammonio responsabile della rigidità e talora del dolore articolare.
In questo caso dovrete indicare, con un più da apporre sulla colonna relativa, la conferma della positività del test (Fist Test= +) oppure, se avete un pugno più forte del Petrus Boonekamp, segnate un meno (Fist Test = -).
Semplice no?!

CAPITOLO 2

L'ALCHIMIA DELLA GUARIGIONE:
rifiutate le etichette

Forse qualcuno ha già provveduto a porre un'etichetta ai vostri sintomi, in tal caso la possibilità che i vostri organi e le vostre cellule possano vivere un pH ideale sono così alte quanto quelle che ha un calciatore in pensione di realizzare un calcio di rigore dal Pianeta Marte.

Forse in questo caso conoscere il valore del pH del vostro organismo servirà a capacitarvi del fatto che il corpo è vivo e reattivo, intento a combattere, nonostante vi siate dimenticati di lui.

Ironia della sorte, quasi come un contrappasso dantesco, la nostra cultura esalta su vasta scala l'accumulo di beni, l'arricchimento, l'immagazzinamento, così come da immagazzinamento di tossine acide sono da considerarsi la maggior parte delle malattie.

Altre culture, come quelle orientali, hanno fatto invece dello svuotamento (nirvana) la meta suprema e sono quelle dove ci si ammala di meno e si vive meglio, seguendo istintivamente un'alimentazione alcalina, evitando il sale, lo zucchero, l'alcool, i cibi raffinati, ecc. (vedi schede dieta pH).

Ciò che mangiate crea il vostro corpo. Più alimenti freschi, contenenti forza vitale, introducete e più l'energia vitale si eleva e come effetto collaterale insorgeranno salute, felicità e successo.

Mantenendo l'organismo in un'atmosfera alcalina risveglierete il vostro guaritore interno: il *Parakletos*, che non desidera altro che rendersi utile per esaudire le vostre più elevate aspirazioni.

Non abbiate timore di esprimere il desiderio di essere felici, e mano a mano che l'energia salirà, sintomi, dolori e malattie spariranno e il vostro cuore volerà in alto come un falco. Risvegliate il mago dentro di voi!

Cari amici, c'è ben poca energia vitale in un piatto di spaghetti alla carbonara o in una pizza margherita... ci rincresce, ma è proprio così!

L'ascensore della felicità è di fronte a voi, dovete solo premere il bottone per raggiungere il piano che preferite!

Certo, questo non significa che dobbiate diventare santi in un giorno, ma nemmeno che dobbiate fare il diavolo a quattro tutta la vita per poi reclamare severamente un angolo di paradiso a buon mercato. Non fate dell'eccezione alimentare la regola, ma piuttosto il contrario. I padri latini sostenevano saggiamente: *semel in anno licet insanire*, ovvero, una volta l'anno è lecito impazzire.
Ciò è sicuramente un divertente e valido rimedio alla monotonia e al tedio che alcune diete propongono, concordi con loro ribadiamo però che troppe domeniche in una settimana annoierebbero chiunque...!

SCHEMI DI BASE

PASTI A BASE DI FRUTTA (COLAZIONE O SNACK ESEMPIO)
1 arance ed uva
2 arance e pompelmo
3 uva ed ananas
4 banane, pere, datteri ed uva
5 fichi, datteri crudi, uva, mele dolci
6 fragole, ciliege
7 cocomero e melone
8 albicocche e pesche
N.B. Fino alle ore 12 non bevete caffè, tè o cioccolato

PASTI A BASE DI VERDURE+AMIDI (PRANZO ESEMPIO)
1 insalata di verdure, carote, patate, barbabietole
2 insalata di verdure, riso integrale, cavolfiori
3 insalata di verdure, zucchine, mais, asparagi
4 insalata di verdure, zucca, pane integrale
5 insalata di verdure, broccolo, soia, germogli
6 insalata di verdure, quinoa, amaranthus, carote e finocchi
7 insalata di finocchi. Carote sedani e riso integrale

PASTI A BASE DI VERDURE+PROTEINE (CENA ESEMPIO)
1 insalata di verdure, zucchine verdi, spinaci, noci
2 insalata di verdure, cavoli, semi di girasole
3 insalata di verdure, fagiolini, jocca o bontesse
4 insalata di verdure, uova, germogli ed alghe
5 insalata di verdure, fagiolini, roast-beef (ca 60 gr)
6 insalata di verdure e pesce in bianco (ca 90 gr).
7 insalata di verdure e pollo o tacchino senza pelle (ca 60 gr)
8 insalata di verdure, soia

Costruitevelo qui il paradiso, senza aspettare passivamente, operando scelte consapevoli: qui ed ora. Leggendo questo libro imparerete a conoscere meglio il vostro corpo e a lavorare meglio sulla vostra alimentazione: avanti, rimboccatevi le mani e leggete!

DIETA ORTOMOLECOLARE IDEALE

Questo tipo di alimentazione è un suggerimento da verificare preventivamente con personale medico attraverso un test delle intolleranze alimentari, tipo ALITEST @, ed è particolarmente indicata per quei pazienti che presentano valori di pH urinari e salivari che confermano il normale funzionamento e mantenimento di un'adeguata riserva alcalina.
Questa dieta propone l'80% di frutta e vegetali, dei quali almeno il 30% dovrebbero essere consumati grezzi. Il rimanente 20% dovrebbe essere costituito da graminacee, noci, pinoli, germogli, carne, pesce o pollame. (Le proteine non dovranno eccedere il quantitativo totale di 30 gr., ovvero una porzione di carne della dimensione di una banconota da 10.000 lire).
La prima colazione dovrebbe essere rappresentata da un pasto a base di frutta; il pasto di mezzogiorno da un piatto a base di amidi mentre il pasto serale di proteine. Se gradito, il pasto proteico e quello amidaceo possono essere scambiati.
Le diete dimagranti prevederanno l'eliminazione del pasto amidaceo per non più di 3 settimane.
Nella tabella accanto vi proponiamo, a puro titolo orientativo, una lista di pasti specifici a base di frutta, amidi e proteine. Sentitevi liberi di elaborare variazioni sul tema.
È importante introdurre quotidianamente almeno 500-600 gr. di verdure a foglia verde, tipo: spinaci, bietola, bietola da costa, indivia riccia, indivia rossa, cicoria, cicoria belga, rughetta, dente di leone, valerianella, scarola, acetosa, pak choi, ecc.
Non sono da considerare nel computo: passati di verdure, finocchi, sedano, carote, zucchine, la cui assunzione è comunque raccomandabile e da incentivare.
Di solito con una dieta specifica si assumono da un minimo di 20 grammi a un massimo di 70 grammi di proteine al giorno. Gli alimenti più ricchi di proteine sono:
prodotti di origine animale:
- il pesce: 20 g. di proteine ogni 100 g. circa;
- la carne: 20 g. di proteine ogni 100 g. circa;
- il formaggio: da 25 a 40 g. di proteine ogni 100g. circa;
- il latte di mucca: 3,5 g. di proteine ogni 100 g. circa;
- le uova: 13 g. di proteine ogni 100 g. circa;

prodotti di origine vegetale:
- i legumi secchi: 25 g. di proteine ogni 100 g. circa;
- le leguminose: 25 g. di proteine

ogni 100 g. circa;
- la pasta: 12 g. di proteine ogni 100 g. circa;
- il pane: 7 g. di proteine ogni 100 g. circa;
- le patate: 2 g. di proteine ogni 100g. circa.

I CIBI SPAZZATURA ABBASSANO IL pH

Alcuni tipi di cibi che mangiamo possono creare disordine lasciando un residuo acido che il corpo non è in grado di neutralizzare od eliminare. Tali alimenti sono essenzialmente costituiti da cibi ad alta percentuale proteica tipo carne, pollame, pesce e graminacee, ed alimenti raffinati e processati in genere, ovvero cibi capaci di lasciare un residuo di cenere acida una volta metabolizzati nel corpo umano.
La maggior parte di voi utilizza una gran quantità di cibi che lasciano ceneri acide che sono pertanto da evitare. Certi individui tollerano l'acidità delle proteine meglio di altri, è il caso degli individui di gruppo sanguigno 0. I soggetti del gruppo A invece sono, come aspirazione metabolica, tendenzialmente quasi vegetariani, o meglio prediligono più basse percentuali di proteine e comunque preferibilmente di tipo bianco, tipo pesce, pollame, ecc.
Cibi raffinati, sintetici, imbustati, inscatolati non dovrebbero essere inclusi nella dieta. I pazienti che utilizzano tali alimenti dovrebbero eliminarli progressivamente uno alla volta, dopo di che saranno in grado di iniziare l'alimentazione ortomolecolare ideale (vedi box).

DA ELIMINARE

Caffè
Sale
Cibi fritti
Tè stimolanti
Tè a base di erbe
Margarina
Bibite gassate
Spezie
Latte e derivati
Bevande gelate
Carni sottoposte a processi chimici
Zucchero bianco
Farina bianca
Prosciutto, pancetta
Dolci, torte, pizze, biscotti
Hot Dogs, salami
Spaghetti e pasta in genere
Salsa bolognese
Gelati
Crackers, fette biscottate, ecc.

L'utilizzo dei cosiddetti cibi spazzatura è connaturato spesso con le abitudini economiche e sociali occidentali, ma tale cattivo costume nutrizionale non sta tardando a coinvolgere anche il più saggio oriente.
L'assunzione dei cibi ad alta per-

centuale proteica pone un intenso carico di lavoro sul sistema digerente che deve rilasciare ingenti quantità di succhi gastrici acidi per demolire le catene strutturali quaternarie e terziarie delle proteine.
La digestione ha come fine secondario quello di sbarazzarsi di sostanze che, essendo acidificanti (vedi box nella pagina accanto), non facilitano certo il compito di mantenere il mezzo interno organico il più alcalino possibile per sopravvivere sani.
La parte edibile ovvero utilizzabile dell'alimento viene assorbita a scopo nutritivo, ma un residuo acido che non potrà essere utilizzato viene lasciato. Tale sostanza acida non è di alcuna utilità, tutt'altro, poiché il corpo non ha certo bisogno di tale residuo, che tra l'altro può essere particolarmente pericoloso una volta entrato in contatto con i reni, l'intestino o il fegato.
Lo sgradito ospite prima di essere completamente eliminato dovrà essere neutralizzato attraverso un processo di tamponamento.
Qualora questo processo di neutralizzazione non si realizzasse adeguatamente il delicato tessuto renale ed epatico potrebbe esserne gravemente danneggiato.
L'organismo comunque ha il suo asso nella manica per difendersi.
Il primo tipo di protezione che realizza è contro gli acidi forti, utilizzando dei minerali alcalinizzanti. Tali minerali vitali possono neutralizzare o attenuare la componente acida piuttosto forte realizzando una situazione più tenue.
Sfortunatamente in questo processo di neutralizzazione dell'acido i minerali vengono eliminati insieme al residuo della sostanza.
I minerali neutralizzanti hanno un significato strategico per il mantenimento della buona salute dell'organismo, una volta sacrificati la loro carenza può generare ulteriori disagi.
La buona notizia invece è che questi minerali perduti sono facilmente rimpiazzabili.
Tale rimpiazzo proviene da alimenti come frutta e verdure introdotte con la dieta normale. Nessun problema quindi fintantoché le sostanze acide nell'organismo riescono ad essere neutralizzate tramite i minerali di rimpiazzo provenienti da frutta e vegetali; problemi insorgono invece quando non se ne consumano adeguate quantità.
L'organismo comunque non si vendicherà con questa semplice negligenza e continuerà a fare quello che deve fare in base alle sue leggi di fisiologia e sopravvivenza. Il corpo infatti è stato progettato per sopravvivere e non certo per essere sano o malato. Pertanto se i minerali che sono stati dispersi vengono rimpiazzati, altri minerali verranno coinvolti nel meccanismo della sopravvivenza, ma questi minerali sostituiti non verranno ubicati come su una panchina di una squadra di pallone in attesa di essere chiamati dall'allenatore perché ognuno di loro deve svolge-

re degli importanti lavori a tempo pieno. Convocare un minerale per affrontare un'emergenza ha un suo costo ed un suo rischio, ed è importante esserne consapevoli.
Pertanto se i minerali verranno allontanati dal loro impiego primario, per esempio quello del calcio come sostituto minerale neutralizzante, verrà prelevato dalla più grande banca del calcio che ovviamente è costituita dal tessuto osseo.
Qualora poi il calcio, minerale neutralizzante per eccellenza, non venisse rimpiazzato attraverso la giusta assunzione di frutta e verdure, verrà comunque mutuato dal tessuto osseo e voi sapete che cosa si verifica quando il tessuto osseo disperde il suo calcio. La patologia che ne consegue viene etichettata come osteoporosi, il cui effetto pratico è l'indebolimento delle ossa e l'insorgenza di gravi patologie di tipo osteoarticolari.
Pertanto se la dieta sarà così sovraccarica di ceneri acide, la capacità di neutralizzazione e di tamponamento sarà subissata semplicemente e messa a dura prova da un eccesso di acidi difficili da maneggiare a causa di questa saturazione acida.

SONO ALCALINO E ME NE VANTO

Quando il materiale acido arriva ai reni, questi devono attuare una neutralizzazione d'urgenza attraverso un sistema di tamponi definito ammonio.
I reni possono produrre ammonio che genera un pH schiettamente alcalino.
Una piccola quantità di ammonio mescolata con acidi forti può rialzare il valore del pH sensibilmente.
Una grande quantità di ammonio con un rilascio ingente di materiale acido innalzerà ulteriormente il pH. Fintanto che l'organismo è troppo acido e lo rimane per troppo tempo si mettono in azione una serie di sistemi di meccanismi tampone mirati a sostituire i minerali o l'ammonio.
Quando l'organismo è troppo acido o quando il pH interno è troppo basso i sistemi e gli organi cominciano a lavorare in eccesso. Ma i sistemi e gli organi non sono stati disegnati per funzionare sempre in una situazione di allarme rosso 24 ore su 24, infatti essi hanno bisogno di riposo così come chiunque.
Quando l'allarme continua a suonare per mesi ed anni, sistemi ed organi diventano esausti. L'esaurimento non può competere con la malattia ed eventualmente le patologie potranno vincere la partita.
Vi chiederete a questo punto che cosa c'entri tutto questo con la valutazione del pH.
Monitorare il pH periodicamente consente di avere un rapporto sullo stato della qualità dell'inquinamento interno tenendo sempre presente che tale controllo non ci informa su come i sistemi e gli organi si stiano comportando, ma ci consente semplicemente di aprire una finestra su questo traffico metabolico.

L'organismo cerca costantemente di liberarsi dell'eccesso di sostanze acide, non importa da dove esse provengano. Gli alimenti che lasciano ceneri acide non sono l'unica fonte di acidità organica, esistono altre due preminenti fonti che contribuiscono ad acidificare il mezzo interno:
1° l'attività cellulare,
2° i cibi naturalmente acidi.
Le nostre cellule producono metaboliti acidi con il loro funzionamento e fintanto che sono vive lavorano per produrre sostanze acide; quando muoiono altre cellule tenderanno a rimpiazzarle.
Le nuove cellule avranno anch'esse la peculiarità di produrre sostanze acide così, fin tanto che sono vive, altre nuove verranno prodotte con le medesime caratteristiche.
Svolgendo attività fisica le cellule producono più acido di quanto ne produrrebbero durante il riposo. Tale produzione è uno standard di procedura umana, ma ciò che più sorprende è il dover constatare che

DIFFERENTE UTILIZZO ED ELIMINAZIONE DELLE PROTEINE DA PARTE DELLA CELLULA

NORMALE
1. Crescita di nuove cellule
2. Riparazione cellulare
3. Principale sistema tampone

ANORMALE
1. Sintesi di urea
2. Sintesi di acido urico
3. Escrezione di ammonio con le urine
4. Escrezione di proteine con le urine

Si possono riscontrare differenti pH urinari per le seguenti ragioni:
1. Alimentazione costituita eminentemente da frutta e vegetali, ricchi di sodio, potassio, calcio magnesio, ecc. che conferiscono alle urine un pH di 7 o più.
2. Se è presente un'adeguata riserva alcalina gli acidi organici tipo H_3PO_4, HNO_3, H_2SO_4 provenienti dall'eccessiva digestione proteica verranno eliminati come sali acidi ($NaHSO_4$) conferendo alle urine un pH inferiore a 7, talora spesso intorno a 4.5.
3. Se la riserva alcalina è carente l'eccessiva quantità di N nitrogeno (costituente essenziale delle proteine) verrà eliminata come ammonio (NH_3), conferendo alle urine un pH superiore a 7. Pertanto lo ione carbonato HCO_3 non sarà richiamato dai tubuli renali e passerà nell'urina conferendole la tipica alcalinità.

l'organismo lavora meglio quando è debolmente alcalino.
Mantenere l'alcalinità diviene pertanto prerogativa irrinunciabile per la vita per non disperdere minerali vitali al fine di tamponare l'eccessiva acidità.
Come sostiene Morter, il nostro corpo è alcalino come progetto, ma si adatta a funzionare in ambiente acido. Questo è un concetto molto importante poiché vi è una grossa differenza tra l'acidità delle cellule che producono sostanze acide come i succhi gastrici e l'acidità conseguente ad una dieta ad alta percentuale proteica.
Nel primo caso si tratta di acido proveniente dalle cellule perciò di un acido fisiologico come viene comunemente definito, sensibilmente più debole dell'acido proveniente dalle diete ad alta percentuale proteica.
In seconda istanza l'acidità proveniente dalle cellule non richiede di essere neutralizzata attraverso minerali vitali per la sopravvivenza metabolica delle cellule prima di essere espulsa dall'organismo.
L'acidità fisiologica è dalle cellule facilmente eliminata attraverso i polmoni, attraverso il respiro e attraverso il semplice parlare.
Un'altra fonte di acidità è l'alimentazione. Alcuni cibi come gli aranci e i limoni sono acidi nel vero senso del termine.
Questo tipo di acido viene definito debole, quando viene prodotto è facilmente eliminato dalle cellule ed è sicuramente differente dall'acido che ricaviamo dai cibi che producono delle ceneri propriamente acide.

SINTOMI DELL'ACIDOSI

L'abbassamento del pH, ovvero l'eccessiva acidificazione dell'organismo presenta dei sintomi dapprima molto subdoli che si instaurano lentamente e progressivamente, spesso conferendo al paziente, almeno inizialmente, una spregiudicata sensazione di potenza ed esuberanza.
Sintomi chiave dell'Acidosi:
1. Esagerato senso di benessere, ritiene di sentirsi in ottima forma.
2. Eccessiva ambizione, iperkinesia (incapacità a stare fermi)dovuta alla marcata stimolazione delle terminazioni nervose da parte dei radicali acidi.
3. Proseguendo l'accumulo di prodotti di degradazione acida il paziente diviene più irritabile, sgradevole ed odioso anche con i suoi parenti ed amici.
4. Difficile da soddisfare a causa del suo costante malcontento, tende a colpevolizzare il suo interlocutore.
5. Nota solo il lato più pessimistico della vita.
6. Riposo insoddisfacente.
7. Stanchezza ed irritabilità fin dal risveglio, riesce a carburare solo grazie ad un caffè e/o alle sigarette.
8. Con il progressivo aumento dei radicali acidi subentra la fatica ed una serie di inevitabili sintomi.

9. Per neutralizzare l'incipiente acidosi l'organismo sviluppa una fisiologia difensiva rimuovendo le sostanze alcaline dal muscolo, e poi il calcio dalle ossa.

PROTEINE: ECCEDERE È RISCHIOSO

Il fatto che l'uomo moderno consumi quantità eccessive di proteine animali non costituisce di per sé una novità.
Studi scientifici intrapresi più di venti anni fa hanno dimostrato che un consumo eccessivo di proteine produce nel corpo umano un ambiente acido.
Dal momento che l'organismo funziona abitualmente per la maggior parte in un ambiente alcalino, si può ragionevolmente supporre che una sovrabbondanza di valenze acide possa favorire l'insorgere di malattie o comunque peggiorare lo stato di salute.
In precedenza la ricerca scientifica imperniata sugli effetti dannosi del consumo eccessivo delle proteine sul corpo umano era rimasta perennemente oscurata dalla convinzione, maggiormente popolare e propagandata dalle multinazionali dell'alimentazione, secondo cui i grassi (e non le proteine) sarebbero i principali nemici nascosti nell'alimentazione.
Negli ultimi anni la ricerca scientifica ha concentrato i propri sforzi sui rapporti tra grassi e malattie; di conseguenza, la letteratura dedicata a quest'ultimo problema appare contrastante e difficilmente reperibile.
La letteratura esistente è stata utilizzata per sostenere i risultati clinici correnti e a fondamento dell'affermazione iniziale, secondo cui un consumo eccessivo di proteine ed alimenti raffinati causa acidosi, ovvero malattie.
Significative analisi condotte sui livelli del pH urinario nei partecipanti ad uno studio condotto da T. Morter ed A. Panfili, in combinazione con i dati reperiti negli studi sulle proteine, suggeriscono le seguenti conclusioni:
1) un consumo eccessivo di proteine animali (oltre 30g/giorno) causa acidosi e stress dell'organismo;
2) l'adulto americano medio consuma giornalmente una quantità di proteine superiore a quella che il suo organismo è in grado di utilizzare efficacemente e in modo sano.
Questa ricerca clinica indica come ideale del consumo giornaliero di proteine una quantità di 20 grammi, mentre 30 g/giorno costituiscono il limite massimo accettabile.
Quando le proteine in eccesso causano la formazione di forti acidi, che devono essere neutralizzati ed eliminati dal corpo, si innesca un processo che richiede un massiccio apporto di sodio; lo sfruttamento su vasta scala del sodio comporta inevitabilmente il depauperamento della riserva alcalina, poiché i consumi del minerale superano gli approvvigionamenti.
Il miglior modo per conservare la riserva alcalina consiste nell'adot-

tare una dieta prevalentemente composta da frutta e verdura. Va ricordato infatti che la deplezione della riserva di sodio spinge l'organismo a utilizzare il secondo migliore minerale alcalinizzante, ovvero il calcio, che viene reperito nelle ossa.

In queste condizioni tutti i sistemi tamponanti (di riequilibrio) risultano compromessi, e l'aumento dei livelli proteici e di acidità portano alla congestione cellulare; l'intero organismo inizia a rallentare e si creano le condizioni ideali per l'insorgenza di malattie croniche degenerative.

In seguito a una dieta troppo ricca di proteine il corpo passa attraverso cicli metabolici di proteine sempre più abbondanti, maggiore acidità, diminuzione del sodio e inevitabile malattia, mentre la produzione finale di urina alcalina è il risultato della formazione di ammoniaca.

Sebbene sia comunque opportuno mantenere il carattere alcalino delle urine, l'ambiente alcalino deve essere garantito da una dieta ad alto contenuto di frutta e verdura, piuttosto che dall'ammoniaca prodotta da un'eccessiva ingestione di carne e dalla deplezione delle riserve di calcio dell'organismo.

SE NON MANGIO PROTEINE COSA MANGIO?

Alcuni tipi di alimenti che voi mangiate possono essere estremamente inquinanti per il vostro corpo poiché sono in grado di lasciare un residuo acido che l'organismo deve neutralizzare ed eliminare.

Tali inquinanti sono essenzialmente alimenti ad elevata percentuale di proteine tipo: carni, pollami pesce, graminacee che sono in grado di lasciare delle ceneri acide.

La maggior parte di voi mangia molti alimenti acidi per abitudini, tradizioni e per economia. Purtroppo i cibi che lasciano ceneri acidi sono cibi "spazzatura" che inquinano il mezzo interno del vostro corpo. Tale spazzatura nella forma di residuo acido è il prodotto di degradazione della digestione di alimenti altamente proteici o raffinati.

Durante la digestione la parte edibile del cibo viene assorbita per il mantenimento e il nutrimento del corpo.

Da questo processo si ottiene un residuo acido che, essendo troppo tossico per essere utilizzato, si farà strada attraverso i reni o l'intestino per essere neutralizzato, tamponato ed espulso al più presto; qualora l'allontanamento non dovesse aver luogo scaturirebbero seri danni a carico dei delicati tessuti renali.

Esistono alcuni sistemi di protezione-neutralizzazione per prevenire tali danni rappresentati dal baluardo dei minerali alcalinizzanti. Tali minerali possono convertire la parte del residuo fortemente acido in debolmente acido, aspetto interessante, ma sfortunatamente nel processo di neutralizzazione dell'a-

cido i minerali sono eliminati anch'essi con il residuo deprivando completamente l'organismo di questa protezione ed esponendolo ad ulteriore rischio.
Una buona notizia invece è che i minerali dispersi sono facilmente rimpiazzabili con l'assunzione di frutta e verdure.
Supponiamo che non vengano utilizzati una sufficiente quantità di frutta e vegetali nella dieta o almeno non abbastanza da rimpiazzare gli alcalinizzanti protettivi.
Fedele all'imperativo della sopravvivenza a tutti i costi l'organismo farà in modo che altri minerali di rincalzo comunque vengano pompati nella cellula per il fine supremo della sopravvivenza, ma senza perseguire, ahimè, il medesimo effetto.
Infatti tali sostituti non saranno passivamente in attesa seduti in panchina di essere convocati per la partita poiché coinvolti in ben più importanti incarichi da rispettare che ben poco hanno a che vedere con la salute.
Nell'evenienza in cui tali minerali venissero richiesti per affrontare l'emergenza potranno essere distolti dalla loro occupazione primaria.
Il calcio è un sostituto con azione minerale alcalinizzante molto spiccata presente in abbondante quantità nelle ossa.
In base ad una ferrea legge biologica, se sufficienti quantità di minerali neutralizzanti non verranno rimpiazzate attraverso frutta e verdure, il calcio verrà prelevato dalle strutture ossee comunque, costi quel che costi pur di far fronte adeguatamente alle richieste funzionali organiche individuali!
Tale situazione viene altrimenti etichettata come "osteoporosi", che denota un effetto e non certo una causa.
Il risultato pratico dell'eccesso di sostanze acide nella dieta sarà quello di indebolire il tessuto osseo a tal punto che sarà difficile sostenere la testa sulle spalle e la colonna vertebrale si andrà gradualmente collassando nel suo asse creando un complesso quadro patologico inquadrabile nelle spondiloartropatie.
Una dieta eccessivamente ricca di alimenti acidificanti impegnerà allo strenuo i sistemi di neutralizzazione e di tamponamento fisiologici che potranno essere incapaci di affrontare l'immane evenienza, creando una sorta di saturazione acida. Quando queste scorie fortemente acide arrivano ai filtri naturali del corpo umano, i reni in particolare cercano di neutralizzare al più presto possibile le sostanze acide attraverso un ulteriore sistema tampone denominato "ammonio" (NH_3+).
I reni producono ammonio con pH intorno a 9.25 con il fine specifico di utilizzarlo in piccola percentuale come diluente d'emergenza mescolandolo con acidi forti, consentendo di innalzare il valore del pH, riducendo la tossicità immediata.
Mirabile questo sistema di protezione gestito dai tamponi organici che consentono con una grande

quantità di ammonio abbinata a una grossa quantità di acidi forti d'innalzare ulteriormente il valore di pH.

Poco importa se poi il caro prezzo da pagare per questo prestito ad usura concesso dal corpo potrà scatenare sintomi e malattie, l'importante per l'organismo è garantire la sopravvivenza in quel preciso istante. Il corpo non sa certo come ammalarsi, ma provvede sicuramente a reagire nel miglior modo possibile all'evenienza acidosi, a costo di creare una malattia se necessario.

Nell'Arca della Sacra Alleanza del nucleo cellulare sono contenute le tavole della legge del DNA che, come il padre Mosè c'insegnava, erano abilmente protette da una serie di machiavellici meccanismi. Chi di voi non ricorda l'indimenticabile film di Spielberg in proposito... invece del novello Indiana Jones a protezione del codice della vita è stato posto il sistema tampone.

Nella bagarre della vicenda poco importa se l'intrepido archeologo riporterà qualche ammaccatura: l'importante è salvare l'Arca e il suo contenuto!

Quando il corpo viene mantenuto in ambiente acido per troppo tempo, vivendo male e senza il pieno rispetto dei famosi sei precetti ortomolecolari, comincia a giocare una partita con la vita con il principale schieramento dei sistemi tampone... chi sbaglia una mossa perde la partita, questa è la regola.

I tamponi possono essere minerali di sostituzione o l'ammonio stesso. Quando l'organismo è troppo acido, ovvero quando il pH interno è troppo basso, i sistemi del nostro organismo cominciano a fare degli straordinari per sopravvivere. Tali strutture non sono state disegnate per funzionare 24 ore al giorno in un costante allarme rosso, anche loro hanno bisogno di un certo riposo.

Risulta eccessivo chiedere alle povere cellule stravolte dalle tossine scaturite dai nostri errori di produrre salute in tali circostanze: un sociologo smaliziato potrebbe sostenere che il popolo durante la guerra non pensa certo alla filosofia (la salute in questo caso), ma solo al pane sul suo desco familiare (ad eliminare l'acido dal nucleo cellulare).

Se la luce dell'allarme rosso comincia a suonare per mesi e anni, i sistemi migliori allora cominciano ad esaurirsi ed un corpo in esaurimento non può assolutamente combattere le malattie e spesso sono le malattie che vincono la partita. A questo punto vi chiederete che cosa ha a che vedere tutto questo con il controllo del pH?

Monitorare il vostro pH periodicamente consente di avere un rapporto quotidiano sulla qualità dell'inquinamento dei vostri mezzi interni. Ricordate: monitorare il pH non significa sapere come i vostri organi e le vostre cellule stiano lavorando, è solamente un'opportunità in più, peraltro facile ed economica da gestire anche a livello domiciliare, di spiare l'andamento di questo traffico interno. Sicuramente questa non è una spiegazione scientifica di come i vostri processi fisiologici possano funzionare, ma sicuramente vi aiuterà a farvi un'idea di come il pH del vostro corpo possa condizionare la vostra salute potenziale e come l'inquinamento della struttura possa determinare l'abbassamento delle difese immunitarie.

Ciò avviene attraverso le seguenti fasi:

1. ceneri acide provenienti dagli alimenti che vengono regolarmente utilizzati devono essere neutralizzate (tamponate) prima che gli acidi vengano eliminati attraverso i reni;
2. minerali vitali sono utilizzati per neutralizzare gli acidi e nel processo questi minerali vengono dispersi attraverso reni ed intestino;
3. se i minerali neutralizzanti non vengono rimpiazzati altri minerali verranno prelevati e distolti dalle funzioni per neutralizzare questi acidi;
4. se i sistemi neutralizzanti (tampone) non sono in grado di svolgere tale funzione o se l'organismo è sovraccarico di acidi, i reni cominceranno a produrre ammonio come ultimo sistema difensivo;
5. il corpo è eccessivamente acido e i sistemi tampone sono sovraccarichi, organi sistemi e cicli metabolici vengono esauriti;
6. i sistemi dell'organismo e gli organi non sono in grado di realizzare il loro miglior funzionamento a causa di questo subentrante esaurimento;
7. l'esaurimento apre la porta alle malattie.

In ogni caso questo è il genere di informazioni che apprenderete controllando regolarmente il vostro pH.

Ricordatevi che il programma *dieta pH* si basa principalmente sulla vostra presa di coscienza nutrizionale, pertanto se non deciderete di rimboccarvi le maniche e cominciare a prendervi cura di voi stessi leggendo con attenzione tutte le notizie che troverete nel presente volume avrete sprecato il vostro tempo. Molto più utile e proficuo in questi casi potrebbe risultare dedicarsi al giardinaggio, all'Ikebana o al bridge, senza con questo nulla togliere a queste attività ludico-ricreative.

Al mattino, così come vi lavate i denti, prendete l'abitudine di misurare il pH urinario con le cartine tornasole, altrimenti non visualizzerete i rapporti intercorrenti tra pH e salute!

L'eccesso di proteine e cibi raffinati, pertanto acidificanti, sono fonte di notevole stress per l'essere umano perché determinano un'eccessiva sintesi di acidi forti tipo acido solforico ed acido nitrico.

I processi di neutralizzazione richiederanno ampie scorte di sodio e di calcio, che come sappiamo costituiscono la cosiddetta riserva alcalina.

FATTI NON FOSTE...

Fatti non foste per viver come bruti, ma per seguir virtute e conoscenza
Dante Alighieri

Per acquisire e mantenere un livello di salute significativo e non per sopravvivere semplicemente come bruti, come declamerebbe il sommo padre Dante Alighieri, sarebbe opportuno che l'80% della dieta quotidiana fosse costituito da verdura e di frutta.

Eccedere con le proteine è più facile di quanto si pensi: è sufficiente eccedere i 30 grammi giornalieri totali per entrare in un terreno minato.

Trenta grammi sono veramente pochi se vi soffermate a pensarci un attimo!

Per fornirvi un'opinione orientativa di questa razione immaginate il corrispondente di una porzione di carne, pollo o pesce delle

SCHEMA CRONOLOGICO DELLA TOSSICITÀ DELLE PROTEINE IN ECCESSO NELL'UOMO

Eccesso di proteine nella dieta (oltre i 30 gr. giornalieri, 40 nei soggetti dell'emogruppo 0)*

↓

Acidificazione dell'organismo (aumento dell'ossidazione)

↓

Diminuzione del sodio e del calcio circolante (aumento del calcio intranucleare, per tamponare l'incipiente acidosi)

↓

Congestione cellulare
=
Variazione di terreno biologico

↓

Indebolimento del sistema immunitario

↓

Malattie croniche degenerative

* La quantità di proteine corrisponde approssimativamente ad un hamburger medio o ad una porzione di carne, pesce o pollo corrispondenti a quelle di una banconota da diecimila lire.

dimensioni approssimative di una banconota da 10.000 lire.
Eccedere, come avrete sicuramente dedotto, comporterà una eccessiva acidificazione e richiederà un tamponamento tempestivo realizzato inizialmente dal sodio della famosa riserva alcalina e poi dal calcio.
Qualora i reni non riuscissero a neutralizzare una sufficiente quantità di acidi ricorreranno ad una sostanza definita ammonio che è in grado di innalzare il valore del pH, ovvero di alcalinizzare. In emergenza tutti i sistemi tampone vengono mobilizzati e si verifica un'intensa produzione di batteri putrefattivi a livello intestinale, dovuta al prolungato tempo di stazionamento nel sistema digestivo richiesto per la digestione di alimenti acidi tipo carne, pollame, pesce, latte e derivati, il che favorisce l'insorgenza di malattie ossidative cronico degenerative, e la produzione di ampie quantità di acido ossalico responsabile, come d'altronde l'acido urico, dell'insorgenza di reumoartropatie.

CALCIO E OSTEOPOROSI

Ironicamente, nell'osteoporosi non si riscontrano che raramente livelli di calcio più bassi del normale. L'organismo è programmato per mantenere livelli di calcemia compresi tra i 9 ed i 10 mg/dl come funzione prioritaria, dal momento che lo Ione calcio è indispensabile per l'attività muscolare, la coagulazione del sangue e tante altre funzioni vitali.
Ciò che non finiremo mai di affermare è che: l'osteoporosi si verifica anche con livelli di calcio normali.
E pertanto si evince che:
a) il livello del calcio ematico non è il fattore determinante dell'insorgenza dell'osteoporosi;
b) il calcio ematico circolante non è utilizzabile per la prevenzione dell'osteoporosi.
Partendo dal presupposto ortomolecolare che il corpo non commette mai errori, è possibile concludere che il calcio consumato, di derivazione latto-casearia, non è utilizzabile dall'organismo; d'altronde, se ciò fosse vero, non esisterebbero più le condizioni di Calcio deficienza.
La qualità del calcio presente nel siero può non essere idonea a rifornire la matrice ossea, ma essere comunque adeguata a perseguire altre finalità, quali per esempio la coagulazione ematica.
Sebbene l'organismo non sia in grado di utilizzare il calcio derivante dai latticini, contrariamente a quanto fraudolentemente sostenuto da alcune pubblicità del settore che ci stordiscono con notizie false e tendenziose, la carenza di calcio nella dieta non è la causa dell'osteoporosi.
A proposito ritengo utile citare Mc Dougall: "Le verdure contengono sufficiente quantità di calcio per soddisfare il fabbisogno sia dell'adulto che dell'individuo in accrescimento.
Sono attualmente sconosciute

carenze di Calcio dovute ad insufficiente apporto alimentare, anche se la maggior parte delle persone non beve latte dopo lo svezzamento".

ALLA RICERCA DEL CALCIO PERDUTO

Non si tratta del nostalgico lamento di un tifoso che non ha fatto in tempo ad acquistare i biglietti per il derby del cuore, ma di semplici considerazioni obiettive sul contenuto di calcio presente nei principali alimenti vegetali disponibili nella farmacia della natura, consultatelo attentamente e ricavatene le opportune conclusioni.
Troppo spesso pubblicità immorali vi hanno ingannato fornendovi falsi e tendenziosi dati scientifici finalizzati a farvi credere che l'unica fonte di calcio utilizzabile fosse il latte, e che la donna per produrre più latte nell'allattamento dovesse assolutamente ricorrere all'assunzione del bianco nettare di bovina provenienza.
Ciò era falso e dannoso poiché, come avrete modo di leggere più avanti in questo libro, il latte bovino è un alimento proteico altamente acidificante, grazie anche all'elevato e sproporzionato contenuto di fosforo rispetto al calcio, che tende ad alterarne la fissazione per meccanismo competitivo.

MAMME MIGLIORI CON pH MIGLIORI

L'acidità organica conseguente all'introduzione di eccessive quantità di proteine provoca inoltre una diminuzione della sintesi di prolattina, l'ormone secreto dall'ipofisi anteriore che stimola le ghiandole mammarie a secernere latte.
Una donna con pH urinario alcalino (6.8-7.5) conseguente ad un'idonea alimentazione ricca di verdure e frutta (80%) e bassa quantità di proteine (3-6 %) sarà avvantaggiata nell'allattamento che sarà copioso e nutrizionalmente bilanciato.
Di contro, un'alimentazione smaccatamente proteica, al punto da indurre un'acidificazione del pH urinario al di sotto dei valori limite dell'equilibrio acido-base, risulterà inutile quanto dannosa, inducendo spesso un blocco della montata lattea nella puerpera.
Spesso in queste occasioni invece di ridurre l'apporto proteico immediatamente ed incrementare il consumo di verdure per rialzare urgentemente il pH (alcalinizzandolo) viene paradossalmente consigliato alla paziente di consumare più latte e derivati (proteine!!), fedeli all'antico stupidario medico che recita: "per fare più latte la mamma dovrà bere più latte!"
L'ovvia conseguenza di questa sciagurata linea di condotta (che non si basa su alcuna motivazione scientifica, ma solo su criteri abitudinari da rivedere, si spera al più presto) è l'inibizione della montata lattea nei primi tre giorni dopo il parto o il blocco prematuro dell'allattamento.
Questa situazione non tarderà,

come una valanga, a travolgere anche l'ignaro lattante al quale la major di turno non mancherà di proporre una valida alternativa al latte materno.
L'amara conclusione della storia vedrà depredati madre e figlio del bonding (legame) emozionale naturale essenziale che la suzione al seno rappresenta e che consente loro di esplorare nuove ed essenziali dimensioni dell'esistenza. Il bimbo riceve con l'allattamento anticorpi essenziali che serviranno per strutturare il suo sistema immunitario per la vita.
L'unica e vera vaccinazione che la natura ha mirabilmente concepito senza colpo ferire è proprio l'allattamento. Non lasciate che i vostri figli ne vengano depredati.
Non a caso pittori di tutte le epoche hanno sempre ritratto questo atto essenziale come foriero di imperitura serenità.
Anche la madre ritroverà il suo equilibrio ormonale grazie a questa fisiologica e meravigliosa fun-

VARIAZIONI DI CONTENUTO DI MINERALI NELLE VERDURE

Percentuale di peso secco			Mille equivalenti per 100 grammi di peso secco				Elementi tracce parti per milioni di materia secca				
	Ceneri totali di materia minerale	Fosforo	Calcio	Magnesio	Potassio	Sodio	Boro	Manganese	Ferro	Rame	Cobalto
Fagiolini											
Organico	10.45	0.36	40.5	60.0	99.7	8.6	73	60	227	69.0	0.26
Inorganico	4.04	0.22	15.5	14.8	29.1	0.0	10	2	10	3	0.00
Cavolo											
Organico	10.38	0.38	60.0	43.6	148.3	20.4	42	13	94	48	0.15
Inorganico	6.12	0.18	17.5	13.6	33.7	0.8	7	2	20	0.4	0.00
Lattuga											
Organico	24.48	0.43	71.0	49.3	176.5	12.2	37	169	516	60	0.19
Inorganico	7.01	0.22	16.0	13.1	53.7	0.0	3	1	9	3	0.00
Pomodori											
Organico	14.20	0.35	23.0	59.2	148.3	6.5	36	68	1938	53	0.63
Inorganico	6.07	0.16	4.5	4.5	58.8	0.0	3	1	1	0	0.00
Spinaci											
Organico	28.56	0.52	96.0	203.9	237.0	69.5	88	117	1584	32.0	0.25
Inorganico	12.38	0.27	47.5	46.9	84.6	0.8	12	1	19	0.3	0.20
Fagiolini											
più elevato	10.45	0.36	40.5	60.0	99.7	8.6	73	60	227	69	0.26
più basso	4.04	0.22	15.5	14.8	29.1	0.0	10	2	10	3	0.00
Cavolo											
più elevato	10.38	0.38	60.0	43.6	148.3	20.4	42	13	94	48	0.15
più basso	6.12	0.18	17.5	15.6	53.7	0.8	7	2	20	0.4	0.00
Lattuga											
più elevato	24.48	0.43	71.0	49.3	176.5	12.2	37	169	516	60	0.19
più basso	7.01	0.22	16.0	13.1	53.7	0.0	6	1	9	3	0.00
Pomodori											
più elevato	14.20	0.35	23.0	59.2	148.3	6.5	36	68	1938	53	0.63
più basso	6.07	0.16	4.5	4.5	58.8	0.0	5	1	1	0	0.00
Spinaci											
più elevato	28.56	0.52	96.0	203.9	257.0	69.5	88	117	1584	32	0.25
più basso	12.38	0.27	47.5	46.9	84.6	0.8	12	1	19	0.5	0.20

Firman E. Baer report, Rutgers Uni.

zione, favorendo naturalmente la riduzione delle dimensioni dell'utero dopo il parto.

Un'alimentazione alcalinizzante come quella prevista nel programma della *dieta pH* è sicuramente consigliabile sia alla gestante che alla puerpera nello svolgimento dei suoi compiti: gestazione, parto ed allattamento, che richiedono un pH organico basico.

L'eccesso delle proteine potrà essere convertito non solo in eccesso ponderale di grasso, ma inducendo un'acidosi reattiva potrà creare serie complicazioni quali: parto prematuro, senescenza precoce della placenta, riduzione dell'AFI (Amniotic Fluid Index), diminuita montata lattea e diminuita secrezione ghiandolare di latte, capezzoli doloranti, ragadi al seno, coliche ed irrequietezza nel lattante, ecc.

Quando la mamma è serena e tranquilla e ben alimentata, ovvero con pH alcalino, il suo bebè sarà alcalino anche lui, ovvero lo specchio della sua salute.

Perciò, se nella dieta quotidiana il calcio non manca, diviene ovvio che ben altri fattori sono coinvolti nell'insorgenza dell'osteoporosi: troppe proteine, o cibi che producono un eccesso di ceneri acide che sovraccaricano le naturali capacità di neutralizzazione e smaltimento degli acidi.

Un organismo che presenti una carenza di sodio sarà costretto a prelevare il calcio dalle ossa per tamponare l'eccessiva acidità causata dall'esagerato e continuativo abuso di proteine animali (carne, latte ecc.).

Il proverbio che afferma "Il latte è la miglior fonte di calcio" deve essere sfatato, infatti ulteriori studi dimostrano che ciò non è necessariamente vero per gli individui adulti.

La frequenza di osteoporosi è più elevata nelle popolazioni che consumano ampie quantità di latte rispetto a quelle che non ne fanno uso routinario ad ogni pasto.

Il calcio, proveniente dai formaggi ed altri prodotti caseari, può entrare nel circolo ematico, normalizzando la lettura ematochimica del siero, però senza fornire quel calcio utilizzabile per qualità sia per l'effetto tampone che per fornire la matrice ossea.

D'altro canto, non è possibile fornire sufficiente quantità di calcio ed altre sostanze per prevenire l'osteoporosi se il consumo di proteine è troppo elevato. Latticini e derivati, vegetali a foglia verde e supplementi a base di calcio, acque fortemente mineralizzate, non potranno fornire calcio utilizzabile per l'organismo, né controbilanciare il devastante effetto dell'eccesso di proteine nella dieta.

UN TABÙ INFRANTO... DA SECOLI

Il latte come tabù dal punto di vista alimentare, una volta considerato

l'alimento "perfetto", panacea per tutti i mali, pare irrimediabilmente avviato al tramonto.
Fin dal 1965, per la precisione, alcuni colleghi della John Hopkins Medical School scoprirono che una larga parte dei soggetti che presentavano disturbi gastro-duodenali e colitici non tolleravano il latte, o meglio non riuscivano a metabolizzare il lattosio, uno zucchero complesso che si trova per l'appunto nel bianco nettare.
La mucosa dell'intestino tenue non riesce ad assorbire le voluminose molecole del lattosio ed è perciò costretta a trasformarle in monosaccaridi, o zuccheri semplici, glucosio e galattosio, per poterle smontare e convertirle in energia, tramite l'azione chimica, indispensabile, di un enzima denominato lattasi.
Questo enzima può essere deficiente nel 75% degli individui di razza negra e nel 20% di razza bianca e pigro nella maggioranza dell'umanità.
In pratica, se una persona con forte deficienza dell'enzima lattasi, beve una tazza di latte, mangia un gelato, un dolce fatto con il latte o degusta perfino il "sacrosanto" cappuccino del mattino, non essendo in grado di metabolizzare il famoso lattosio, tenderà ad accumularne quantità abnormi nel sistema digerente, provocando fermentazione, meteorismo e flatulenza.
La conseguenza di questo disagio sarà un ulteriore rigonfiamento ed edema dell'intestino che per rimuovere lo "sgradito" ospite (il lattosio) evacuerà feci in forma liquida o diarroica.
Nella globalità degli individui dopo lo svezzamento si riduce progressivamente la capacità di manipolare il lattosio. Pensate che solo il 5% delle popolazioni orientali tollera tale polisaccaride.
L'apporto di latte materno, e non certo di quello bovino, è fisiologico nella prima fase della vita dell'individuo, che raddoppia il suo peso nell'arco di circa 6 mesi, dopo di ché la produzione di latte anche nella madre viene spontaneamente ridotta.
Da questo momento in poi il latte, o meglio il lattosio, comincia ad essere "dimenticato" dalle cellule intestinali, in base alla legge filogenetica che sancisce che: "la funzione sviluppa l'organo" e di contro, aggiungeremo noi, se l'organo, in questo caso l'intestino, non riesce più ad amministrare adeguatamente l'assorbimento del lattosio, vorrà dire che è giunto il momento di smetterla di somministrare latte o derivati (formaggi specialmente) ai figli, o ancor peggio ai nostri organi.
In base alla mia personale casistica, eseguendo valutazioni funzionali delle intolleranze alimentari, statisticamente ho potuto appurare che circa i 2/3 dei soggetti esaminati presentavano intolleranze di varia entità nei confronti del latte, latticini e derivati, ivi compreso lo yogurt anche se nei confronti di questo alimento molto più modera-

te, essendo il lattosio già parzialmente digerito.

CHE LATTE BOLLE IN PENTOLA

Sempre a proposito del candido elisir caro alla regina Cleopatra, che quotidianamente si sottoponeva a caseiniche abluzioni, per mantenere la sua pelle regale morbida e vellutata, è opportuno parlare dei processi di pastorizzazione.
Tali trattamenti vengono condotti a temperature tra i 54 ed i 70° C per tempi compresi tra i 20 ed i 30 minuti, surclassati dai trattamenti flash che arroventano il latte dai 65 ai 76 °C per periodi brevi di 15-22 secondi.
Queste intense seppur brevi escursioni termiche non sterilizzano certo batteri patogeni come gli agenti del tifo, i colibacilli, i micobatteri tubercolari, le brucelle, ecc. Ci vogliono ben altre temperature per far fuori questi sgraditi ospiti, comprese tra gli 87°C ed i 110 ° C, che, una volta raggiunte, cuoceranno comunque non solo i cattivi, ma anche il caro e dolce Lactobacillus Acidophilus, fraterno amico dell'intestino, che contribuisce, da vivo e non da cotto beninteso, a sintetizzare vitali vitamine, come il gruppo B, nel colon e mantenere sotto controllo i batteri putrefattivi.
Acidificando in maniera naturale, pertanto organica, il latte, che poi coagula, i batteri lattici mantengono sotto controllo i batteri della putrefazione che producono: scatolo, indacano, putrescina, ecc. Il latte pastorizzato non avendo questa protezione, si potrà alterare, essendo le sue capacità battericide esautorate.
Inoltre la pastorizzazione inibisce solo temporaneamente la crescita dei batteri, che in seguito risorgono dalle ceneri come un'araba fenice, più forti e numerosi che nel latte crudo. Il calore della pastorizzazione distrugge infine la fosfatasi alcalina, un importante enzima necessario per l'assimilazione del calcio, rendendo inutilizzabile fino al 50% di quello presente nel latte pastorizzato, che non viene assimilato dal corpo. La perdita di vitamine liposolubili tipo A ed E può aumentare di oltre due terzi, mentre l'inattivazione della B e della C può oscillare dal 38 all'80%, considerando che la perdita della sola vitamina C supera normalmente il 50%. Per ciò che concerne i minerali il 20% dello iodio viene volatilizzato e si riduce notevolmente la biodisponibilità di altri minerali in varia misura.
Oltre trentotto nutrienti vengono complessivamente distrutti od alterati dal calore, inclusi proteine, ormoni, minerali e grassi.

IL LATTE DOPO LO SVEZZAMENTO

In fin dei conti, se ci pensate bene, è così: "noi siamo l'unica specie in

natura che continua a consumare latte dopo lo svezzamento" o, dovremmo dire, "a rubare" latte ad altri mammiferi che stanno allattando, evento reso possibile solo se questi ultimi sono particolarmente disponibili e domestici. Poiché la nostra specie è sopravvissuta per milioni di anni prima che un nostro progenitore riuscisse ad ammansire e mungere il primo bovino di sesso femminile, è decisamente più che probabile che l'implacabile selezione naturale non favorisca in maniera particolare la sopravvivenza di individui capaci di metabolizzare il lattosio anche dopo lo svezzamento e l'infanzia.
A questo punto, la mia domanda è: se le popolazioni avessero necessità di bere il latte in grossi quantitativi per sopravvivere, la biologia della specie umana non avrebbe sostenuto, dal punto di vista riproduttivo, proprio quegli individui caratterizzati dalla "lattasi sufficienza" e, di contro, inibito a livello di competizione riproduttiva i soggetti provvisti dalla "lattasi insufficienza"?
Le cifre e le statistiche parlano chiaro, ma ancor più eloquente è la risposta fornita dalla filogenesi evolutiva della razza umana che, di fatto, dopo lo svezzamento perde la capacità di utilizzare il latte, o meglio il lattosio.
Bisogna sfatare inoltre l'aforisma "la mamma per fare latte deve bere latte", che moltissime pazienti si sentono ripetere da taluni ostetrici-ginecologi non aggiornati.
Provate a chiedere all'illuminato specialista se la mucca, che in natura fornisce quantità di latte ben più industriali delle comuni mamme, si nutre anch'essa di latte! Certo che no, visto che i bovini sono ruminanti... e giustamente ruminano solo erba!
Dopo l'amena battuta... scherzi a parte, sarà senz'altro utile, per la comune sopravvivenza di madre e bimbo, cominciare a cercare un altro specialista che abbia per lo meno le idee più chiare sulle mucche, visto che sulle donne... la confusione è molta!

TROPPE PROTEINE FANNO MALE

Jean Paul Sartre sosteneva: "Mangiare significa, tra le altre cose, riempirsi la pancia". Ciò che spinge l'uomo a mangiare è principalmente una sensazione di voluttà, ma come ha sottolineato Guy Lazorthes, nella filogenesi del sistema nervoso vi è una curiosa "competizione funzionale" tra i sensi, per ciò che concerne la loro attitudine a rappresentare ciò che si trova al di fuori del corpo.
Alcuni sensi come il tatto, la vista e l'udito, sono particolarmente preziosi per la "difesa, l'attacco e la fuga"; sono, biologicamente, sopravvissuti meglio rispetto al gusto ed all'odorato, sensi notoriamente correlati al perseguimento del piacere. L'essere umano è stato strutturato, per motivi di schietta sopravvivenza, per percepire quali-

tativamente meglio il dolore del piacere, come conferma il riscontro di numerosissimi recettori corrispondenti agli organi preposti al gusto e all'odorato. Prevenire un pericolo per la sopravvivenza della specie era più vitale che procurarsi un piacere.

L'opinione pubblica è stata condizionata a soddisfare i sensi del piacere più che quelli della sopravvivenza e, come se non bastasse, a ritenere che l'approvvigionarsi con ampi quantitativi di cibi, estremamente ricchi di proteine acidificanti (fondamentalmente carne ed alimenti latto-caseari), consenta di mantenersi in salute ed in eccellente forma fisica. Ciò non rispecchia le nostre reali esigenze ed inoltre non corrisponde affatto alla verità!

Ma andiamo per gradi.

È sufficiente considerare che la composizione del latte materno è di circa 1,5% di proteine per verificare de vivo che non sono necessari ampi quantitativi di proteine per garantire lo sviluppo di nuove cellule nell'organismo umano.

McDougall, nel 1983, nel suo piano nutrizionale finora mai smentito o contraddetto da alcuno (The McDougall Plan) sostiene addirittura che il fabbisogno individuale di tale nutriente non dovrebbe superare il 2,5 % dell'introduzione calorica totale giornaliera.

Questa percentuale proteica, apparentemente bassa, non dovrebbe stupire il lettore più di tanto se si considera che essa è comunque superiore a quella riscontrata nel latte materno, sempre compresa tra le 1 e le 1,5% (con reazione alcalina) che consente al neonato di raddoppiare il proprio peso corporeo nei primi 6-8 mesi di vita, nel corso dei quali usufruisce, per l'appunto, dell'allattamento al seno.

Certo è che in questi primi mesi di vita si affrontano le più intense esigenze nutrizionali dell'intera esistenza e, cosa incredibile a dirsi, con la percentuale di proteine più bassa della nostra vita, pari a circa un decimo dell'apporto globale proteico di un adulto, raccomandato dai colleghi dietologi. Ma le sorprese non sono finite perché l'aspetto più agghiacciante della documentazione scientifica portata a conforto dei megadosaggi tossici, beninteso di proteine, si basa essenzialmente su studi eseguiti sui ratti che elaborano un latte la cui percentuale proteica si aggira intorno al 9%.

Una percentuale così alta è sicuramente motivata e giusta per una tale specie animale che raddoppia il proprio peso corporeo in circa 5 giorni dopo la nascita e che comunque non raggiunge la completa maturazione nel corso di 18 anni, come l'essere umano.

Ragionevolmente ritengo che ben pochi lettori abbiano mai fatto uso di latte di ratto e pertanto condivideranno con me la circospezione e la diffidenza degli studi tutt'altro che scientifici che cercano di propinarci, all'insegna della cultura alimentare, molti pagliacci della

medicina.
Certo è che se errare è umano, perseverare è diabolico!
Un altro elemento da non trascurare è il rapporto Calcio/fosforo dell'organismo, che secondo Kamen dovrebbe essere mantenuto intorno a 2:1.
Non importa quanto calcio viene consumato, ma se l'utilizzo del fosforo nella dieta è più elevato di quello del calcio, l'ulteriore consumo alimentare di cibi acidificanti (ovvero in grado di produrre ceneri acide dopo la loro ossidazione) indurrà comunque una cospicua perdita di calcio; inoltre, essendo il fosforo assorbito a livello ematico molto più rapidamente dello stesso calcio, si verificherà una situazione, transitoria, di acidificazione superiore a quella prevista con l'utilizzo di una razione con giusto rapporto Ca/P, che per poter essere neutralizzata richiederà, inizialmente, un ulteriore quantitativo di sodio dalla riserva fisiologica individuale (Riserva Alcalina).
Allorché il sodio non sarà più disponibile, verrà sfruttato il calcio osseo, nel tentativo di mantenere il pH del sangue al livello richiesto di 7,4.
Le cose poi si complicano perché una volta estratto il calcio dall'osso, un proporzionale quantitativo di fosforo verrà disperso, andando a sovraccaricare l'apparato escretorio renale, con il rischio d'insorgenza di calcolosi delle vie urinarie, biliari e prematura calcificazione dei tessuti molli che tenderanno alla senescenza precoce.
È interessante riscontrare che esiste

COMPARAZIONE TRA I DIVERSI TIPI DI LATTE E DI DIFFERENTI SPECIE ANIMALI

	Valore medio proteico espresso in percentuale	Tempo richiesto per raddoppiare il peso corporeo in giorni
UOMO	1-2	180
CAVALLO	2-4	60
BUE	3-3	47
CAPRA	4-1	19
CANE	7-1	8
GATTO	9-5	7
TOPO	11-8	4-5

un rapporto tra pH fetale al di sotto di 7.20, ed un basso punteggio di Apgar (punteggio che indica la vitalità del neonato al momento della nascita) ed il campionamento del sangue fetale che viene indicato dalla presenza di una ritardata crescita intrauterina o di qualsiasi altro indizio d'insufficienza placentare.
Un neonato con un pH troppo acido perciò incontra più difficoltà a cominciare la grande avventura della vita.
Il pH del nuovo venuto sarà determinato essenzialmente da quello materno, ovvero dalle abitudini di vita della gravida. Chiaramente un'eccessiva acidificazione del pH può essere anche conseguente ad eventuali inconvenienti o difficoltà che si possono verificare nelle fasi del parto correlabili quasi sempre alla medicalizzazione di quest'atto altrimenti così naturale.

CAPITOLO 3

ALIMENTAZIONE E pH

Tutti i tipi di vegetarismo condividono il rifiuto della carne e dei suoi derivati e di tutti i prodotti di origine animale tipo uova, formaggi, latte, caseina ecc. In realtà essere vegetariani non è indispensabile, è sufficiente attenersi a delle limitazioni di introduzione di proteine al di sotto dei 30 grammi giornalieri. Le proteine vegetali hanno anch'esse un effetto eccessivamente acidificante sull'organismo, pertanto vanno anch'esse limitate. In un simbolico pool quantitativo di 30 grammi giornalieri di proteine vanno incluse tanto quelle animali che quelle vegetali. Le proteine vegetali forniscono 2,5 calorie circa per grammo contro le 4,5 calorie delle proteine animali. Si può essere vegetariani e sviluppare delle patologie tipiche dei carnivori anche eccedendo con alimenti proteici vegetali tipo noci, nocciole, mandorle e pinoli, graminacee ecc.

SOPRA ALIMENTATO MA DENUTRITO

Coloro che praticano sport potrebbero obiettare di necessitare di un maggior numero di proteine perché sono sempre in attività. Ciò però non viene condiviso dall'organo scientifico ufficiale dell'Associazione Medica Americana (AMA). Infatti sulla rivista scientifica JAMA (Journal of the American Medical Association), fin dal 1978 fu pubblicato a cura del Department of Foods and Nutrition (Dipartimento Cibi e Nutrizione) questa basilare informazione: "L'ingestione di integratori proteici da parte di atleti, che seguono un'alimentazione ben bilanciata, non è di nessun aiuto nei programmi di Body Building".

Gli atleti hanno bisogno dello stesso quantitativo di alimenti proteici consumati dai non atleti. Le proteine non aumentano la forza di un individuo, anzi spesso e volentieri la digestione ed il processo per metabolizzare un eccesso di proteine richiedono un quantitativo di energie superiore alla norma. Inoltre eccedere con le proteine negli atleti può provocare disidratazione, perdita dell'appetito e diarrea.

Qualora si preveda d'intraprendere un programma sportivo più intenso ed impegnativo sarà sufficiente aumentare soltanto l'apporto di carboidrati complessi, ovvero quelli provvisti di una lunga catena di atomi di carbonio (riso integrale, patate, orzo, quinoa, amaranthus, frutta, ecc.) ed eventualmente dei grassi.

Un'ottima integrazione per atleti che svolgono attività di resistenza e/o di potenza è rappresentata dall'introduzione regolare nella dieta di carote centrifugate nell'ordine dei 4-6 bicchieri (vedi capitolo sulle centrifughe) e di 6-10 datteri crudi al giorno, in base alla severità del carico di lavoro previsto. Una dieta costituita da questi due economici alimenti è in grado di fornire lo spettro completo degli amminoacidi e dei principali nutrienti essenziali (minerali, vitamine, ecc.), senza peraltro sovraccaricare affatto le funzioni digestive... provare per credere! Inoltre l'essere umano non è neanche dotato caratterialmente per comportarsi da carnivoro ed è estremamente semplice rendersene conto rispondendo ad una serie di semplici domande.

Innanzitutto immaginate di trovarvi in montagna d'estate mentre in uno splendido scenario alpino state attraversando, canticchiando allegramente, un bosco, ove il sole birichino fa capolino fra il lusco e il brusco dello stormire delle fronde percosse appena da un morbido alito di vento. Tra candide stelle alpine e genziane blu cobalto, improvviso un tenero cucciolo di cerbiatto vi passa accanto.

Quale sarà le vostra prima reazione istintiva a tale vista, ancor prima di avere il tempo di connettere sull'accaduto?

a) Piombargli addosso e divorarlo.

b) Rincorrere il Bambi per addentarlo.

c) Catturare il Bambi per cucinarlo con la polenta nel più vicino rifugio del CAI.

d) Afferrare un fucile per verificare se la vostra mira è ancora buona facendo il tiro al cerbiatto.

e) Rimanere affascinati dall'insolito incontro con il Dysneiano personaggio delle vostre favole e dire ai vostri compagni di gita: "Hai visto che bello quel cucciolo di cerbiatto!".

Se avete risposto *a-b-c* siete decisamente dei carnivori, ovvero non siete umani.

Se avete risposto *d* attenti al karma, la famosa legge di causa effetto che sostanzialmente afferma: "occhio per occhio, dente per dente... ecc." e "chi la fa l'aspetti!", perché per ogni tacca che fate sul calcio del vostro fucile, state pur certi che esiste da qualche parte, una sorta di ragioniere cosmico che ha preso nota anche Lui delle vostre "imprese". Rimanete pronti per saldare il conto se decidete di tirare il grilletto!

Se avete risposto *e* allora siete erbivori, potete esserne certi.

A questo punto se ancora non siete convinti dell'esperimento provate salomonicamente a mettere nella culla di un bambino un biberon di latte ed un gattino e state a vedere

che succede.
Se il bambino si mangerà il gattino e giocherà con il biberon allora rivolgetevi pure all'oramai famoso nostro editore che non esisterà a regalarvi una vacanza alle Galapagos per tre mesi con tutta la famiglia in un albergo a 5 stelle... viaggio in Concorde beninteso.
Forse se la gente dovesse procurarsi con la caccia le proprie bistecche, probabilmente ci sarebbero più vegetariani sul pianeta. Un conto è la caccia al bufalo della sacra prateria del pellerossa, un altro conto è la guerra della domenica per sterminare la pericolosissima specie del cardellino mangiatore di uomini. Il popolo della prateria prima di cacciare il tatanka, celebrava con una preghiera il Grande Spirito perché lo perdonasse per il gesto che si accingeva a fare per sfamare la sua famiglia.
Se proprio volete consumare carne perché vi piace, siate almeno consapevoli degli effetti negativi che alla sua assunzione sono correlati. Cercate di non rimpinzarvi come otri e di non superare il quantitativo limite dei 30 grammi di proteine giornalieri, rispettando le compatibilità alimentari, ovvero evitando di assumerle insieme agli zuccheri raffinati o complessi (pane, pasta, patate, riso, dolci, ecc.).
La mala pubblicità perpetrata da gente senza scrupoli continua ad investire centinaia di miliardi per convincere la gente che con la carne si vive meglio. Il potere occulto di questo mezzo subdolo e sottile di persuasione sarebbe in grado in analoga maniera di far credere a molti che per farsi passare l'emicrania la ghigliottina è il miglior sistema.
Perché non lasciano le persone libere di pensare con la loro testa? Non ci sarebbe nulla di osceno se la gente sapesse che la carne è dannosa per la salute. La carne come è noto richiede un grosso impegno energetico per essere digerita ed il suo effetto finale è deleterio specialmente nelle persone sopra ai trent'anni di età.
Pensate che fin dal 1961 su JAMA (Journal of the American Medical Association) si afferma che seguendo un'alimentazione vegetariana si possono prevenire le cardiopatie ischemiche in una percentuale che oscilla dal 90 al 97% della popolazione. Sono cifre che fanno riflettere, vedrete che dopo aver letto questo programma della dieta pH, se seguirete le indicazioni specificate, non sarete più gli stessi.
Tra vent'anni se vi capiterà la ventura di rileggere questo libro vi accorgerete che ci sarà sempre meno gente che mangia carne e proteine in genere.

QUANDO SEI VEGETARIANO

Senza voler ora affrontare motivazioni e argomentazioni che spingono un individuo a divenire vegetariano che possono essere di ordine igienico, spirituale o etico, vorrem-

URINALISI DOMICILIARE
(tabella da compilare quotidianamente per controllare il pH)

	LETTURE saliva urina	ASSUNZIONE di farmaci? Quali?	CIBI ASSUNTI la sera precedente P=proteine C=carboidrati L=lipidi V=verdure (valori in gr.)	FIST TEST test del pugno se non riuscite a stringerlo al risveglio = + altrimenti = -	UMORE da 0 a 10	CONDIZIONI FISICHE da 0 a 10	N° ORE di SONNO
1° giorno							
2° giorno							
3° giorno							
4° giorno							
5° giorno							
6° giorno							
7° giorno							
8° giorno							
9° giorno							
10° giorno							
11° giorno							
12° giorno							
13° giorno							
14° giorno							

mo sottolineare che è auspicabile personalizzare il proprio regime alimentare, senza sconfinare nel fanatismo che tende comunque a creare delle esasperazioni che non coincidono con il reale bisogno di ciascuno.

Vi sono dei vegetariani che, con il pretesto di non mangiare la carne, ritengono di poter abusare in quantità industriali di tutto ciò che desiderano, finendo poi per avere molti più problemi di salute rispetto a tanti cultori della bistecca ad oltranza di nostra conoscenza.

L'eterna diatriba carne sì o carne no è facilmente risolvibile semplicemente analizzando la fisiologia del corpo umano. L'evidenza dei fatti scientifici è sufficientemente eloquente per confermare che non esiste alcun fattore nutrizionale emergente che giustifichi il consumo della carne da parte del mammifero uomo.

È sufficiente mantenere la propria razione di proteine al di sotto dei 30 grammi giornalieri per ottenere tutti i principali vantaggi del regime vegetariano, senza necessariamente alienarsi tutti i tipi di proteine animali.

Anche il vegetariano più scrupoloso se introduce quantitativi di proteine seppur vegetali superiori ai 30 grammi giornalieri incorrerà nelle stesse problematiche metaboliche del carnivoro più spregiudicato.

L'organismo lavora costantemente per liberarsi delle molecole acide, non importa da dove provengano. La carne non fornisce né combustibile, né energia a prezzi metabolici convenienti, perché non contiene carboidrati; l'eccessivo consumo di tale alimento provoca un accumulo di grassi (neolipidogenesi). I grassi infatti, come è noto, possono fornire energia, ma richiedono una digestione preventiva lunga ed elaborata. Ben si confà, a proposito di questo tipo di nutrienti il classico proverbio che sostiene che: "il gioco non vale la candela". I grassi vengono accumulati dai carboidrati su di un conto bancario dell'organismo per essere utilizzati in situazioni critiche, senza doverne introdurre ulteriori quantità con la dieta.

Un animale ibernante come l'orso potrà trascorrere nella sua tana invernale giorni tranquilli, senza dover affrontare cacce impegnative in stagioni fredde e desolate per sopravvivere, utilizzando le riserve di grassi ammassate durante le stagioni buone tramite l'accumulo di carboidrati di cui l'animale è particolarmente ghiotto.

La quantità di grassi disponibili pertanto dipenderà dall'apporto di carboidrati individuale.

La carne infine è quasi del tutto priva di fibre la cui preziosa funzione nell'uomo è quella di prevenire l'insorgenza di stipsi ed emorroidi.

Le popolazioni che consumano una maggior quantità di fibre nella loro dieta presentano statisticamente una minor incidenza di cancro del colon e quest'elemento da solo già dovrebbe essere sufficiente a ridurre l'uso di tale alimento.

MEGLIO ALCALINO... MA NON TROPPO

Le vostre cellule producono sostanze acide come effetto di un adattamento; fintanto che sono vive lavorano, producono acidi, non appena le cellule muoiono altre vengono a rimpiazzarle e le nuove cellule producono ancora acido. Anche quando si svolge dell'attività fisica le cellule producono più molecole acide di quante ne vengono prodotte durante il riposo. Pertanto la produzione di sostanze acide è una procedura standard per il vostro organismo.

Però pensate che strano, il corpo lavora meglio quando è smaccatamente alcalino. Rimanere alcalini è pertanto importante fintanto che il corpo usa e perde minerali vitali liberandosi delle molecole acide. L'organismo produce molecole acide, infatti l'organismo è stato progettato alcalino, ma può in certe situazioni funzionare anche in ambiente acido, questo è un concetto molto importante poiché esiste una netta differenza tra gli acidi prodotti dalle vostre cellule e gli acidi che vengono elaborati da una dieta ad alta percentuale di alimenti che rilasciano ceneri acide.

Nel primo caso l'acido proveniente dalle cellule (un acido fisiologico) è più debole dell'acido metabolizzato da un'alimentazione ad alta percentuale di proteine che rilasciano ceneri acide e in seconda istanza l'acido cellulare autoprodotto non richiede di essere neutralizzato da minerali vitali prima di essere espulso dall'organismo. Gli acidi cellulari autoprodotti sono facilmente eliminati attraverso il respiro ed il parlare. Avete mai pensato al significato del modo di dire *qua è pieno di aria calda?*

Noi assimiliamo le molecole acide anche da alimenti quali aranci, limoni e agrumi in genere, che sono considerati produttori di acidi deboli. Questo tipo di acido è sicuramente differente da quello che assumiamo dai cibi che rilasciano ceneri acide come la carne. Gli acidi deboli sono facilmente eliminati dalle cellule nelle loro condizioni naturali.

Frutta e vegetali contengono più sostanze acide di quelle che sono contenute negli alimenti ad alta percentuale proteica che rilasciano ceneri acide tipo carne, pollame, pesce e graminacee, mentre la frutta acida può avere un impatto decisamente forte una volta nel vostro organismo. Comunque il corpo, ripeto, può sbarazzarsi facilmente di questi acidi derivati da frutta e vegetali.

Il discorso per gli acidi provenienti dai cibi che rilasciano ceneri acide è invece differente. Si tratta infatti di sostanze che richiedono di essere neutralizzate prima di essere eliminate dal corpo, non potete così, semplicemente, sbarazzarvene come per gli altri tipi di alimenti; pertanto tali molecole dovranno essere demolite e scortate da minerali neutralizzanti al di fuori

del corpo, passando attraverso i reni o l'intestino. Mentre l'acido proveniente da frutta o vegetali non crea problemi, gli acidi provenienti da carne, pollame, pesce, graminacee e latte possono invece essere un problema.
Alimenti tipicamente ad alta percentuale di proteine rilasciano delle ceneri residue; frutta e verdure rilasciano anch'esse tale tipo di residuo.
Comunque, nonostante la chiara natura acida della frutta e delle verdure, generalmente le ceneri che loro lasciano non sono acide. Esiste una netta differenza tra le ceneri lasciate dalla frutta e dalle verdure e le ceneri lasciate da cibi ad alta percentuale di proteine. Le ceneri lasciate dalla maggior parte di frutta e vegetali sono schiettamente alcaline e contengono minerali che aiutano ad alcalinizzare il vostro corpo.
L'assunzione della frutta non risulta essere un grosso elemento di stress per l'organismo poiché può essere facilmente digerita. L'acido che da esse deriva sembra essere facilmente eliminato attraverso i polmoni, inoltre le ceneri che loro lasciano contribuiscono al funzionamento dei minerali alcalinizzanti.
Un gran bel progetto, non c'è che dire!
I frutti consentono pertanto di mantenere un miglior controllo del pH organico e consentono di ripulire il mesenchima ovvero i tessuti più profondi.
Ora penseremo ad insegnarvi come apprendere a controllare il vostro pH urinario e capire se state sovraccaricando i vostri sistemi alcalinizzanti di sopravvivenza con troppe sostanze acide.
La frutta acida ingerita nello stesso pasto in associazione con amidi è capace di sviluppare anche in soggetti sani un'imponente reazione di acidificazione e fermentazione accompagnata da meteorismo addominale e dolori in sede colica. In questo caso sarebbe sbagliato concludere che chi soffre di questo tipo di sintomi dopo l'assunzione di frutta acida è intollerante; in realtà gli effetti collaterali insorgenti sono da collegare esclusivamente all'errata combinazione di frutta con amidi.
In conclusione un organismo sano può assumere frutta, ed è auspicabile che ne assuma, poiché questa è provvista di un elevato potere alcalinizzante, essa è infatti l'alimento con il più alto deposito di ceneri alcaline.
Il limone per esempio è un agrume ottimo per un organismo sano per correggere l'acidosi, è sicuramente ricco di acido citrico, ma contiene un'elevata percentuale di sali minerali alcalinizzanti.
Quando ingeriamo del limone o del succo di limone l'acido citrico viene rapidamente metabolizzato attraverso la mucosa dei bronchi sotto forma di acido carbonico e non rimangono nell'organismo che i sali minerali che alcalinizzano.

FABBISOGNO QUOTIDIANO DI PROTEINE

Il fabbisogno giornaliero di proteine è variato enormemente nel corso degli anni. All'inizio del secolo XIX la dose raccomandata era di 118 gr. di proteine al giorno. Gli scienziati dell'epoca erano giunti a questa conclusione sulla scorta di misurazioni eseguite su un gruppo di giovani uomini di apparente sana e robusta costituzione fisica, pertanto da ritenersi mangiatori equilibrati del giusto apporto proteico. Da allora la scienza è andata avanti fino al 1965 quando il fabbisogno è diminuito bruscamente da 118 gr. a 70 gr. per gli uomini e 58 per le donne in una fascia di età compresa fra i 35 e i 75 anni. Ma non finisce qui... Negli anni Ottanta non solo il fabbisogno quotidiano riconosciuto dall'O.M.S. (Organizzazione Mondiale della Sanità) è cambiato radicalmente, ma anche i gruppi di età esaminati sono cambiati: la raccomandazione per soggetti di sesso maschile compresi fra i 15 e i 51 anni era di 56 gr. giornalieri mentre per le donne comprese fra i 19 e i 51 anni era di soli 44 gr.

I PIÙ COMUNI CIBI ALCALINI
(per aiutarvi a controllare l'acidità nel vostro organismo)

albicocche	fagioli lima secchi	miglio
ananas	fagioli lima verdi	mirtilli
aranci	fagioli secchi	pastinaca
avocado	fagioli verdi	patate bianche
banane	fagiolini	patate dolci
barbabietole	fagiolini di soia verdi	pere
bietole verdi	fichi secchi	pesche
broccoli	fragole	pesche verdi
carote	funghi	pomodori
cavoletti di Bruxelles	lamponi	pompelmi
cavolfiori	latte di capra*	radicchio
cavoli	lattughe	sedano
ciliegie dolci	limes	spinaci
cipolla	limoni	uova
cocomero	mandorle	uva passa
crauti	melassa	zucche
crescione	mele	
datteri secchi	melone selvatico	

*Raccomandato per i lattanti solamente
nel caso in cui il latte di madre non sia disponibile

Il fabbisogno quotidiano di proteine non è quello che noi vediamo menzionato sulle etichette delle confezioni contenenti tavolette di supplementi od integratori. Se soffrite di dolori articolari, lombari, cervicali, artritici, magari localizzati alle piccole articolazioni delle mani, provate per 1 mese a cambiare la vostra dieta, riducendo progressivamente l'introduzione delle proteine limitandole a 30 grammi giornalieri, ivi incluse anche quelle contenute nelle verdure che andranno comunque computate nel bilancio nutrizionale giornaliero. Eh, sì! Anche le verdure forniscono proteine a buon mercato, e, cosa più importante, senza dannosi effetti collaterali sull'organismo, rispetto a quelle di origine animale. Le vostri principali fonti di nutrimento dovranno essere, per il 75-80% della vostra razione giornaliera, verdure, possibilmente fresche, e frutta, quest'ultima da

I PIÙ' COMUNI CIBI CHE RILASCIANO CENERI ACIDE
(rilasciano acidi forti nell'organismo)

agnello	grano d'orzo	riso integrale
aragosta	latte bovino	salmone
avena	lenticchie secche	salse
bacon	maccheroni	sardine
burro	manzo	scaloppine
burro di noccioline	merluzzo	semi di girasole
carne	miele	soda
carne salata	noccioline	spaghetti
carruba	noci	suino
crakers	ostriche	susine
crusche	pane bianco	tacchino
farina	pane integrale	uova
farina bianca	pesche secche	vitello
fecola	pollo	vitellone
formaggio	prosciutto	yogurt
frumento	prugne	zucca d'inverno
gamberetti	ribes	
grano	riso brillato	

N.B.: Olio di oliva raffinato e olio di germe di grano raffinato sono cibi definiti neutrali che producono un effetto acidificante.

assumere possibilmente isolata, ovvero lontana dai pasti, magari come piccoli snack, a metà mattino e metà pomeriggio.

IL TEST

MC DONALD

Come potete osservare, il dosaggio quotidiano procapite di proteine sta fortunatamente diminuendo progressivamente. Attualmente alcune autorità suggeriscono che la nostra introduzione giornaliera di proteine dovrebbe essere limitata a 20 gr e questa è probabilmente una razione vicina all'ideale, comunque come riferimento pratico potete portare questo dosaggio fino a 40 gr giornalieri, purché assumiate una idonea quantità di alimenti neutralizzanti a livello digestivo come frutta e verdura, oltre non è consigliabile.
Osserviamo adesso il contenuto in proteine di un hamburger.
Come avete potuto osservare avete appena raggiunto la incredibile quota di 24 gr di proteine senza ancora assumere le patatine di Mc Donald. Le patatine lunghe 3 o 4 cm fritte in olio vegetale aggiungono un altro paio di grammi perciò siamo arrivati a 26 gr. Se avete avuto la fortuna di assumere l'hamburger a bassa percentuale di grassi, probabilmente potreste scalare un grammo circa, ma se avete aggiunto una strisciolina di formaggio avete acquisito

FABBISOGNO PROTEICO RACCOMANDATO DAL 19° SECOLO AD OGGI

Periodo	**Assunzione di gr. di proteine giornaliere**
19^ secolo	118
1935	100
1945*	110
1955	80
1974	56
1990	40
1993	30

*) L'aumento del fabbisogno proteico dal punto di vista statistico potrebbe ascriversi al periodo immediatamente post-bellico nel quale contesto il consumo di carne era considerato una sorta di esorcismo di carestie passate e pertanto perpetrato a puri fini sociologici più che realmente biologici.

Da *Medicina Ortomolecolare: una terapia a misura d'uomo* di Adolfo Panfili, editore Tecniche Nuove.

ulteriori 6 gr di proteine, perciò con un solo pasto avete raggiunto 32 gr di proteine. Vogliamo parlare della colazione? Se avete assunto un uovo alla coque con del burro (6 gr di proteine) e una fetta di pane tostato (3 gr) voi avete fatto tombola e avete raggiunto 40 gr di proteine e ancora non avete neanche cenato.

Non siamo in grado di mantenere il nostro consumo proteico giornaliero al di sopra dei 40 gr. Il nostro obiettivo di salute può essere perseguito, ma non certo assumendo un hamburger o una fetta di carne per pasto, a meno che questo non sia l'unico pasto che assumete giornalmente. Per aiutarvi a mantenere la vostra introduzione giornaliera di proteine sotto controllo alla fine del testo troverete una serie di menù consigliati.

Appena riuscirete a mantenere sotto controllo l'introduzione delle proteine avrete fatto veramente il passo più importante della vostra dieta Pan*pH*ili per recuperare la salute alla quale avete diritto.

LA REGOLA DEL 70-30

Il proposito di ridurre il consumo di proteine al di sotto dei famosi 40 gr consente di mantenere pulito l'ambiente, ovvero le vostre cellule, al fine di consentire loro di poter lavorare meglio per la vostra salute.

Solamente un efficace equilibrio e una adeguata pulizia interna consentiranno al vostro organismo di combattere l'acidosi che altrimenti vi porterebbe rapidamente ad esaurimento, sconforto, dolore e malattie.

Una cellula alcalina è una cellula sana e felice.

Pertanto possiamo concludere che non servono più di 20 gr di proteine al giorno, ciononostante il vostro organismo può tollerarne fino a 40 gr al dì, fintanto che riuscirete ad introdurre abbastanza frutta e verdure per rimuovere i residui acidi che dalle proteine vengono prodotti.

Comunque, è convinzione degli

TEST MC DONALD

Hamburger bollito (80 gr. Circa)	**24 Grammi di proteine**
Fetta di pomodoro	Tracce
Lattuga	Non tracce
Totale	24

QUANTO SIETE ACIDI?
(Tendenza all'acidificazione tessutale)

In caso di risposta affermativa riportare la cifra tra parentesi nella casella relativa al punteggio

	SÌ	NO	TOT.
1. Bevete più di cinque caffè al giorno (2)			
2. Consumate più di 50 grammi al giorno di zucchero bianco, raffinato (2)			
3. Consumate poco o non consumate affatto i legumi (2)			
4. Mangiate tutti i giorni o più volte la giorno la carne, soprattutto maiale o interiora(2)			
5. Mangiate più di due volte al giorno, durante i pasti principali, i cereali (1)			
6. Fumate un pacchetto di sigarette al giorno (1)			
7. Siete stressati, nervosi, affaticati (1)			
8. Sentite freddo intenso, siete freddolosi (1)			
9. A 25 anni siete stati esili o longilinei (1)			
10. I vostri occhi sono di color: grigio, blu verde, blu chiaro (1)			
11. Siete stanchi ed irritabili (2)			
12. Trasalite, vi spaventate, facilmente (1)			
13. Non sopportate il dolore (1)			
14. Lo stato dei vostri denti non è ottimo (carie, ipersensibilità, parodontopatia) (2)			
15. I vostri capelli sono deboli e cadono facilmente (1)			
16. Le vostre unghie si rompono facilmente o si sdoppiano, si sfogliano (1)			
17. Avete le mani fredde o umide (1)			
18. Sopportate con difficoltà l'eccesso di alimenti acidi (1)			
19. Soffrite di calcoli biliari o renali (2)			
20. Avete dolori muscolari alla nuca o nella parte alta della schiena (1)			
21. Soffrite di crampi muscolari (1)			
22. Soffrite di iperacidità di stomaco (1)			
23. Soffrite di reumatismi (gotta, periartrite) (2)			
24. Avete il diabete (2)			
25. Avete la leucemia, il cancro (2)			
26. Soffrite di eczema sec. (2)			
27. Soffrite di decalcificazione (2)			
28. Al di fuori dell'urina del mattino generalmente la vostra urina è costantemente acida: pH almeno 6.5 (2)			
29. Al di fuori dell'urina del mattino generalmente la vostra urina è acida: pH al di sotto di 6.5 (2)			
TOTALE			

Totale punteggio inferiore a 6 = tendenza debole
Totale punteggio tra 6 e 12 = tendenza media
Totale punteggio oltre 12 = siete acidi

autori che l'essere umano non sia stato creato per contare i grammi con la bilancia e sicuramente la nostra salute non può essere l'alchimia di meri calcoli matematici da eseguire al posto dell'aperitivo prima di ogni pasto.
Un approccio più logico all'alimentazione sana è quello di assumere giornalmente dal 70 all'80% di qualsiasi pasto di alimenti che siano in grado di rilasciare delle ceneri alcaline; questo vi consentirà di gestire liberamente da un 25 a un 30% del vostro piatto (vedi lista dei cibi alcalini).
Quando riuscirete a seguire la regola del 70-30 potrete includere saltuariamente anche degli alimenti che sono in grado di rilasciare delle ceneri acide, magari come guarnizione, ma non come pezzo forte della cena o del pranzo, controllando ogni mattina il vostro pH, beninteso.
Progressivamente vi accorgerete che la compulsione verso gli alimenti ricchi di proteine diminuisce mano a mano che il vostro pH, ovvero il grado di acidità delle urine, si eleva.
Questo sarà un momento da segnare sulla vostra agenda, perché sarete sicuramente consapevoli di essere esposti al fuoco della tossicità delle proteine, e degli alimenti raffinati acidificanti, ma ciò non deve penalizzarvi più di tanto, poiché colpevolizzare è altrettanto tossico quanto eccedere con le proteine, ma questo sarà obiettivo di altri studi.

OLTRE IL LIMITE CONSENTITO

Consideriamo adesso le ripercussione dell'eccesso di proteine sull'organismo. Abbiamo già considerato che l'eccessiva introduzione di proteine libera acidi forti nell'organismo che devono essere necessariamente neutralizzati e sappiamo anche che il sodio è il minerale di scelta per la produzione di un tampone bicarbonato finalizzato a tale lavoro. Il sodio proviene dal muscolo che sappiamo rappresentare il 40% del peso corporeo ed essere costituito all'80% d'acqua.
Quest'acqua è legata al sodio, utilizzato allo scopo di tamponare l'eccessiva acidità tissutale del mesenchima (collante fra le varie cellule). L'eccessiva acidificazione provoca ora una consequenziale perdita di acqua dalla massa muscolare. Tale disidratazione è indice di uno stress incipiente. L'acqua viene mobilizzata dal muscolo perché l'organismo ha necessità di muovere sodio dal tessuto interstiziale per andare a tamponare l'acidità che non consentirebbe altrimenti il funzionamento della cellula e pertanto la vita. Per tale motivo ingenti quantità di sodio vengono deplete dal muscolo il quale perde massa e volume. Sintomo primario di intossicazione è la perdita di massa muscolare dovuta alla perdita di sodio a scopo di tamponamento. Purtroppo non sono disponibili riserve di sodio all'infuori del muscolo e di altre

zone di tessuto adiacente che consentono un rimpiazzamento del sodio disperso.

Il tessuto adiposo nelle diete ora viene considerato con una prospettiva differente, poiché è capace di accumulare tossine al fine di diluirne l'effetto inquinante a livello endocellulare. Questa peculiarità consente di richiamare il pronto intervento di massicce quantità di acqua e di sodio. Il sodio è perciò uno degli elementi più strategici dell'organismo. Tale minerale svolge una serie di meravigliose azioni delle quali ovviamente noi non siamo quasi mai consapevoli.

Il sodio è il principale elemento caricato positivamente a livello del fluido extracellulare.

I sali di sodio, così come vengono definiti, sono importanti ingredienti del siero del sangue e della linfa e consentono di mantenere un equilibrio fra calcio e potassio, normalizzando per esempio la contrazione del cuore, la pressione delle cellule e dei fluidi.

Sodio significa protezione dell'acqua, e noi siamo fatti di acqua.

Il sodio è pertanto coinvolto nei meccanismi di sopravvivenza immediata dell'organismo. Il sodio disperso per il tamponamento dell'acidità cellulare viene depleto principalmente dal muscolo, perciò è facile che anche il muscolo cardiaco, per quanto abbia dei meccanismi protettivi, per non disperdere il sodio troppo facilmente, possa subire le conseguenze di questa eccessiva acidità. È provato storicamente e scientificamente che l'infarto miocardico e l'ictus nelle principali patologie cardiovascolari si realizzano solamente quando c'è un terreno eccessivamente ossidato da ingenti quantità di acido a livello intracellulare.

La finalità primaria del tampone bicarbonato è quella di fungere da prima linea di difesa contro gli eccessi di acidi nella dieta.

Ogni volta che si introducono proteine animali si produce un'acidificazione e questa situazione può divenire una vera e propria emergenza alla quale l'organismo provvederà, comunque, a porre un riparo, anche a costo della salute stessa!

Sintomo prima, ed eventuale malattia poi, sono il rimedio a livello ultrastrutturale di tale situazione critica: poiché il corpo è stato progettato per essere alcalino, in situazione di acidità funziona peggio.

Pensate alla quantità di succhi gastrici acidi che lo stomaco deve rilasciare dopo aver consumato un bel polletto alla diavola al ristorante e al tempo necessario per digerirlo.

Il semplice pensare ad una bistecca alla brace può incrementare la secrezione acida delle cellule della mucosa gastrica.

Provate, per credere, a misurare il pH salivare dell'acquolina in bocca prima e dopo la visualizzazione del bovino cucinato! Il pH risultante sarà ovviamente fortemente acidificato e ciò non sarebbe un grosso stress per il sistema digerente, fintantoché il bicarbonato della riser-

va alcalina risulta ancora disponibile.
Problemi insorgono allorché il corpo cerca di mantenere costante questo rifornimento, nonostante la carenza di sistemi tampone, ovvero quando la riserva alcalina entra in sciopero.
In tale frangente, comunque, il sodio disponibile e utilizzabile non è più sufficiente e il corpo non è in grado di produrre ulteriore sodio se non quello proveniente da razioni di frutta e verdure.
Sfortunatamente, non tutti gli esseri umani fanno abbondante e sufficiente uso di carote, di mele, di fagiolini verdi, di arance, di broccoli o di altri alimenti vivi che possono consentire un sufficiente rimpiazzo di sodio (vedi capitolo sui centrifugati ortomolecolari).
Attenzione, il sodio che il vostro organismo utilizza non è lo stesso del sale da cucina che utilizzate per condire le vostre uova o le patatine fritte.
Quest'ultimo è conosciuto come cloruro di sodio.
Tiriamo fuori cloruro di sodio dalla saliera o sùl prezzemolo e nelle patatine fritte e nel fast food, oppure negli alimenti inscatolati o in qualsiasi altro tipo di cibo sottoposto a processazione e raffinazione.
Il cloruro di sodio aggiunge aroma al gusto del cibo che si consuma; qualora tale cibo provenga da lattine, scatole o da un ristorante vi sono eccellenti possibilità che possa essere accompagnato da un'elevata quantità di sodio che l'organismo non sarà in grado di utilizzare al meglio, poiché solamente il sodio proveniente dalle piante (organismi eterotrofi) può essere utilizzato dal corpo sotto forma di sodio organico.

IL SODIO... GRANDE MISTIFICATORE

L'essere umano è stato progettato per utilizzare minerali organici che vengono distrutti abbastanza facilmente, mentre il sale da tavola non è sodio organico. Infatti quest'ultimo non è stato processato attraverso le piante viventi e proviene dalla terra. Il sale da cucina è costituito per il 40% da sodio e per il 60% da cloruro.
Il sodio e il cloruro, che costituiscono il sale da tavola, sono legati tra di loro molto solidamente, più del mastice di un falegname che cementa due tavole tra di loro.
Il sodio e il cloruro sono così solidamente legati tra di loro che il sodio non può essere facilmente rilasciato per andare a legarsi con le masse di sostanze tamponanti, andandosi ad aggiungere alle schiere degli altri collaboratori del sodio. Comunque il cloruro di sodio rassomiglia al suo cugino sodio organico così tanto che l'organismo può essere confuso da questa somiglianza.
Ricordate il motto fisiologico che afferma che la funzione sviluppa

l'organo e viceversa?
Il sale inorganico circolante nell'organismo mima talmente bene la molecola giusta che il corpo non riesce a distinguerla da quella organica e pertanto non riesce a metabolizzarla adeguatamente.
Sebbene questa molecola inorganica possa essere utilizzata come agente tampone, il cloruro di sodio può rimanere nel circolo ematico talmente a lungo da condizionare la pressione dell'equilibrio delle cellule.
Questo è il tipo di sodio sconsigliato ai pazienti cardiopatici, da ridurre pertanto nella normale alimentazione. Differente il discorso per la frutta e i vegetali che sono invece fonti di sodio organico estremamente benefiche poiché consentono d'incrementare la riserva alcalina. Il sale da tavola è un condimento utilizzato con molteplici finalità. Una piccola dose di sale può sicuramente incrementare il sapore degli alimenti, ma analogamente a ciò che si verifica per il discorso delle proteine, non ne sono richieste grosse quantità.
L'evidenza scientifica ha dimostrato che per ogni cucchiaino di sale consumato (circa 2.000 mg. di sodio) ingenti quantità di calcio vengono disperse nelle urine. La perdita di calcio (calciuria) è un problema particolare se il calcio viene praticamente pompato via dalle ossa per andare a neutralizzare l'elevato contenuto proteico acidificante della dieta. D'accordo, se non c'è abbastanza calcio allora il latte è la risposta giusta per prevenire l'osteoporosi? Non esattamente, ma vediamo perché.

OSTEOPOROSI E ACIDITÀ'

Così come il sodio contenuto nel sale da tavola non è il sostituto del sale organico, il calcio nel latte pastorizzato di bovino non è un sostituto del calcio organico.
Bere più latte non incrementa assolutamente la disponibilità di calcio, infatti assumere maggiori quantità di prodotti caseari può addirittura rappresentare un problema. Siete stati portati a credere che, se bevete un bicchiere di latte ogni giorno, potete esorcizzare il fantasma dell'osteoporosi. Non è vero, vi hanno ingannato!
Tale tipo di affermazione non è stata mai convalidata da adeguati studi. Non risultano peraltro attendibili sedicenti pubblicazioni che mettono in correlazione il consumo di calcio con le fratture di femore. Anche se le fratture di femore sono un indicatore di fragilità ossea, da uno studio pubblicato nel 1986 si evince che l'incidenza di fratture dell'anca è da mettersi in inoppugnabile relazione nosologica e statistica con il consumo di calcio e di proteine. L'autore di questo articolo aveva osservato che esiste una relazione positiva tra l'introduzione di proteine e l'incidenza di frattura dell'anca. In quelle popolazioni in cui l'introduzione di calcio è piuttosto alta e l'uso di prodotti derivati da carne sono comuni, le fratture dell'anca sono altrettanto frequenti. L'autore dell'articolo sostiene infine che non vi sono dati

scientifici disponibili che dimostrino che l'elevata introduzione di calcio aiuti a prevenire l'osteoporosi. Inoltre, le fratture d'anca sono solitamente correlate all'introduzione di proteine e pertanto ovviamente esiste una stretta correlazione tra calcio e consumo delle proteine (Morter e Panfili 1993).
Ulteriori dati confermano inoltre che su 10 nazioni analizzate, gli Stati Uniti presentano una delle più alte percentuali di fratture, circa 100 fratture d'anca per 100.000 abitanti, mentre un netto contrasto esiste con le popolazioni orientali delle città di Singapore ed Hong Kong, che presenta la più bassa percentuale di fratture d'anca, circa 30 per 100.000 abitanti. Oltre alla differenza di incidenza di fratture, presentavano una sensibilmente più bassa introduzione di calcio rispetto all'assunzione di proteine di noi occidentali.
Molte altre ricerche mettono in correlazione l'assunzione di proteine con la calciuria (perdita di calcio).
Nel 1973 uno studio condotto su nove giovani maschi adulti confermava questi dati analitici. Questi giovani studenti consumavano 500 mg. di calcio al giorno: dosaggio molto più basso di quello raccomandato dalle RTA di 800 mg./die. In varie fasi dello studio è stato chiesto ai giovani studenti di consumare differenti quantità di proteine: 47 gr, 95 gr. e 142 gr. al giorno. A questo punto è importante ribadire che il governo americano raccomanda l'assunzione di 56 gr. di proteine al giorno per l'uomo adulto. Consumando 47 gr. di proteine due dei nove soggetti studiati avevano perso più calcio nelle loro urine e nelle feci di quello che avevano consumato. I restanti soggetti arrivarono a consumare 95 gr o più di proteine, incrementando contemporaneamente del 50% la quantità di frutta e di verdura introdotte, ma perdevano ancora più calcio di quello che consumavano. Più proteine questi mangiavano e più calcio veniva disperso nelle urine fintanto che non raggiunsero il livello di 47 gr. di proteine al giorno senza fare alcuna differenza fra quante verdure e frutta mangiassero e ancora loro consumavano più calcio di quello che introducevano. Ma che cosa ha a che fare questo tipo di affermazione con il latte? Voi avrete sicuramente riscontrato che il latte è indicato nel gruppo di alimenti che sono in grado di rilasciare delle ceneri acide. Il latte bovino lascia una cenere acida, ma ha un effetto acidificante nel vostro organismo. Ceneri acida, effetto acidificante? Questo può sembrare ambiguo. Ma in effetti è così, la spiegazione coinvolge il fosforo e la quantità di proteine: il latte contiene fosforo, noi abbiamo bisogno di fosforo ed il fosforo è uno dei componenti principali come fonte di energia per la contrazione muscolare e per convertire il cibo in energia, ma il fosforo è acidificante. A questo punto è importante fare una consi-

derazione interessante: il latte materno è un alimento perfettamente bilanciato per i bambini che contiene anche fosforo, ma, ciò nonostante, il latte materno non acidifica il corpo del bambino. La differenza tra latte bovino e materno è che il latte materno ha un rapporto di calcio/fosforo più conveniente. Il latte materno ha circa il doppio di calcio rispetto al fosforo, in un rapporto di due parti di calcio e una parte di fosforo. Il latte bovino ha invece solamente una volta e un quarto più calcio del fosforo, un rapporto 1,25 tra calcio e fosforo. È proprio qui che si riaffaccia il fattore proteine: il latte umano contiene 1,1 mg di proteine, che comparate con 3,5 mg di proteine del latte bovino fanno la differenza. Semplicemente assumendo proteine tramite latte bovino si genera acidità nel corpo.

L'ambiguo di tutta questa questione consiste nel fatto che più latte bevete e più proteine e acidi il corpo deve rimuovere; più calcio perdete e più sarete predisposti a sviluppare osteoporosi o qualsiasi altra patologia degenerativa. Pertanto, se il vostro intento è quello di mantenere la vostra ossatura scheletrica solida e forte il più a lungo possibile e volete vivere senza dolore una vita più sana possibile, dovrete mantenere assolutamente l'introduzione di proteine intorno ai 40 gr. o meno al giorno ed evitare di bere latte. Se il vostro organismo e le vostre cellule potessero parlare e pensare, vi ringrazierebbero per questo tipo di scelta.

"La maggior parte delle nostre malattie non sono provocate dal consumo troppo esiguo di proteine, ma sono la conseguenza dell'eccessivo consumo di queste". Questo è il motivo per il quale nella dieta Pan*pH*ili consigliamo di mangiare più frutta e verdure. Molti ancora non capiscono perché, ma sanno semplicemente che ciò funziona, pertanto cercate di guardare con occhio più disponibile ciò che il mondo vegetale è in grado di offrirvi per una vita sana, lunga e felice.

FORTI E MAGRI CON I VEGETALI

Noi sappiamo che quando consumiamo proteine animali, il nostro sofisticato sistema di tamponi viene indebolito dagli acidi forti e sappiamo inoltre che, in questo processo, minerali importantissimi quali il sodio, il calcio, e qualsiasi altro sia richiesto per controllare il danno da sostanze acide, vengono dispersi, pertanto dovremmo rimpiazzare tali elementi ad ogni opportunità, ovvero durante i pasti. Potete fare delle scelte determinanti ed essenziali per la vostra salute ogni giorno; il vostro corpo dovrà sopravvivere agli effetti di queste scelte; voi potete sopravvivere senza portare il vostro corpo alle malattie e alla morte. Frutta e verdure sono gli alimenti di scelta in questa categoria; essi sono in generale in grado di produrre delle

ceneri alcaline le quali includono quei minerali che aiutano a mantenere il livello di acidità organica sotto controllo.
Questo è l'argomento del quale tratta l'approccio ortomolecolare della dieta Pan*pH*ili aiutandovi a mantenere il vostro organismo a un livello di pH schiettamente alcalino. Le scelte alimentari più appropriate sono quelle che consentiranno al vostro corpo di godere tali conseguenze e di avere un ambiente interno alcalino. Le verdure e la frutta sono alimenti che consentono di avere facili risposte e minimo stress sulla digestione. La maggior parte di frutta e vegetali servono a mantenere stabile o ad incrementare la riserva alcalina e inoltre non contenendo colesterolo, o qualsiasi tipo di grasso; possono essere utili anche per la perdita di peso. Frutta e verdure consentono un perfetto approvvigionamento di vitamine, minerali, aminoacidi e cellulosa; vitamine, minerali e aminoacidi aiutano a nutrire le vostre cellule e sono gli strumenti dei quali l'organismo ha bisogno per riparare e ricostruire se stesso. Per la cellulosa il discorso è differente: l'organismo non è in grado di metabolizzarla, ma può comunque essere cambiata in nutrienti utilizzabili. A questo punto la domanda è: come può il corpo utilizzare la cellulosa se non ne ha bisogno? Compito della cellulosa è quello di fornire il substrato per condurre prodotti di degradazione, come i residui provenienti da cellule morte e batteri, fuori dall'organismo. Questo è il motivo per il quale si consiglia di mangiare più verdure, ma senza saperne realmente il perché, probabilmente semplicemente per mantenere i processi di eliminazione attivi e per evitare insorgenza di costipazione.
Ulteriori grosse fonti che contribuiscono a fornire cellulosa sono: le mele, le albicocche, gli asparagi, i fagioli, le barbabietole, i broccoli, i cavolfiori, il sedano, i funghi, l'avena, le cipolle, le arance, le prugne, gli spinaci, i cereali, le graminacee integrali e il pane integrale.
Questo suona come cose che si assumono giornalmente con il pasto quotidiano e ciò gioca un altro punto a favore della frutta e dei vegetali.
Qualche buona notizia in più. Frutta e vegetali portano con loro degli autoenzimi, enzimi che conferiscono la capacità di catalizzare la digestione della verdura o del frutto stesso. Si tratta di proteine complesse prodotte da cellule viventi che possono provocare dei cambiamenti chimici nelle altre sostanze senza essere cambiate esse stesse. Voi producete enzimi e consumate enzimi. Avete centinaia di tipi di enzimi nell'organismo, enzimi dai nomi altisonanti che nuotano letteralmente nei fluidi interni: la ptialina nella saliva, la pepsina, la gelatinasi e l'alitasi nel succo gastrico dello stomaco; la tripsina, la chimotripsina, l'amilopsina ed altri nel succo pancreatico; l'erepsina, l'amilasi, l'enterochinasi, ecc.,

nelle secrezioni intestinali, e la nucleosidasi nel muco.
Enzimi differenti svolgono lavori differenti, alcuni possono cambiare gli amidi in zucchero, altri facilitano la digestione, altri ancora emulsificano i grassi delle creme e dell'albume dell'uovo in acidi grassi, altri ancora dividono gli aminoacidi in ammonio, in componenti ammoniacali ed alcuni altri attivano i cambiamenti chimici nelle cellule.
Quando mangiate un chicco d'uva o un'insalata verde assumete enzimi insieme con un ampio apporto di minerali. Tenete in mente comunque che la cottura distrugge gli enzimi. La cottura a stufato, con temperatura inferiore a 70°, ne conserva molti di più. Gli enzimi aiutano nella digestione degli alimenti.
I minerali aiutano a mantenere l'equilibrio interno pulito e non inquinato. Si tratta insomma di avere degli invidiabili ospiti che provvedano a pulire tutti i vari servizi, i bagni, la lavanderia e che servilmente siano pronti a pulire la vostra macchina, lasciando una sorta di coupon per i servizi di casa pulita e felice. Questi coupons sono praticamente rappresentati dall'uso di frutta e verdure.
La maggior parte della frutta e delle verdure sono vere e proprie banche di vitamine, minerali ed enzimi. Colte dalla pianta stessa, la maggior parte dei frutti risultano altamente acidi, tuttavia ciò non ne controindica l'uso nella dieta Pan*pH*ili, poiché la frutta libera nei processi d'assorbimento acidi deboli che vengono facilmente inattivati dagli emuntori fisiologici (specialmente attraverso la mucosa bronchiale) senza scatenare disagi metabolici.
Tagliate a metà con un coltello un frutto fresco e testatene il pH con l'apposita cartina pH allegata al libro che avete acquistato e riscontrerete un valore acido. Delle pere appena colte presenteranno un pH al di sotto di 5.5, mentre comuni agrumi quali limoni, pompelmi ed aranci saranno notevolmente acidificati dal notevole contenuto in acido citrico, le mele contengono acido malico, ecc.
Non esistono pertanto controindicazioni all'uso della frutta fresca nella dieta Pan*pH*ili, anzi...
Frutta e verdura dovrebbero rappresentare circa l'80% della razione alimentare individuale finalizzata all'acquisizione di una naturale situazione di alcalinità tissutale, fondamento di qualsiasi guarigione naturale.
Comunque, alcune persone hanno problemi quando mangiano qualsiasi tipo di frutta e voi cominciate a intuire perché i loro organismi sono sempre talmente troppo acidi che non riescono a gestire in maniera adeguata neanche la piccolissima aggiunta di una molecola acida.
In tali individui, sebbene l'acido della frutta sia facilmente eliminato attraverso i polmoni, esso non viene tollerato, anche se occorrono appena pochi minuti perché l'acido

possa essere espulso.
La frutta è comunque un alimento completo e vivo; purché consumata fresca, non vi è nulla di sbagliato nel suo tenore acido, l'unico problema è che le persone con pH troppo bassi (livelli acidi troppo alti) non lo tollerano. Inoltre le forze del paziente che combattono le sostanze che acidificano sono spesso coinvolte in una strenua battaglia contro l'eccesso nutrizionale di proteine, che sono proprio quelle che è impossibile contrastare, perché non è sufficiente neanche un'ulteriore introduzione di verdura o di frutta per tamponare l'acidità indotta da un eccesso di proteine. La maggior parte della frutta e alcuni tipi di vegetali sono molto acidi quando penetrano nell'organismo, ma vengono auto alcalinizzati proprio attraverso l'effetto di auto enzimi.
Non commettete l'errore di bandire frutta e vegetali dalla vostra alimentazione, sarebbe un danno enorme, ma qualora doveste riscontrare con l'urinalisi domiciliare un pH eccessivamente acido, piuttosto assumete i vostri vegetali e la vostra frutta cotti.

CAPITOLO 4

CENTRIFUGATI CHE PASSIONE

... e che pH

Per riuscire a ricavare sufficienti quantità di antiossidanti e di sostanze alcalinizzanti prima di ricorrere ai classici supplementi, che in molte occasioni possono essere insostituibili alleati, perché non provate a rivolgervi alla farmacia più fornita del mondo? Non temete non ci siamo fatti sponsorizzare e questo non è lo spazio dedicato ai consigli per gli acquisti, o per lo meno non quelli commercializzati che potreste supporre. Stiamo parlando della farmacia di Madre Natura! Costa poco e rende molto, specialmente se è biologica... provare per credere! Stiamo parlando di centrifugati cari lettori: i centrifugati sono un'ottima e legale scorciatoia per la salute ortomolecolare, vero pilastro del programma della dieta Pan*pH*ili, che vi consentirà vere e proprie trasfusioni di energia e vitalità. Iniziate con 2-3 bicchieri al giorno di centrifugato di carote prima dei pasti e vi accorgerete di come è facile controllare naturalmente l'appetito eccessivo, disintossicarsi e dimagrire serenamente senza sacrifici e sofferenze. Soffrite di bruciori urinari e cistiti recidivanti? Provate il centrifugato di mirtilli e ribes ed eviterete l'ennesimo antibiotico ecc.
È proprio il caso di dire che c'è spazio per tutti gusti!
Eccovi alcuni suggerimenti pratici per alcalinizzare meglio l'organismo e raggiungere un livello di salute ottimale, tramite il corretto uso di uno strumento base della dieta PanpHili: il centrifugato. L'assunzione frequente (3-4 volte al dì) vi aiuterà a regolarizzare in alcalosi il vostro pH.
Il centrifugato per il programma dieta Pan*pH*ili può essere di carota o di altre verdure e frutta.
I conigli non sono poi così stupidi come sembrano, infatti sono golosi di carote: un cibo prezioso e facilmente digeribile, specialmente dopo centrifugazione.
Consumare carote centrifugate (piuttosto che intere) consente di ridurre la quantità di fibre indigeribili che le compongono (cellulosa, lignina, ecc.) al minimo, riducendo l'impegno energetico del sistema

digerente per metabolizzare i vari nutrienti.
Nei neonati allattati artificialmente l'assunzione di carote centrifugate può essere un validissimo, peraltro economico, sostituto dei vari tipi di latte commerciale, fornendo un ampio spettro di aminoacidi, vitamine, minerali ed enzimi al poppante. Negli anziani, nei soggetti defedati da malattie croniche, convalescenti, ecc., i centrifugati possono essere il cibo di elezione per uscire dal tunnel. Invece di assumere quintali di supplementi o ricostituenti, basterebbe spesso consultare la farmacia della natura per avere il rimedio che fa al caso vostro, e le carote sono la prima freccia a disposizione nella faretra della guarigione della dieta Pan*pH*ili.
Le carote... queste sconosciute, meritano un'attenta rivalutazione nella dietologia moderna, poiché sono una fonte generosa di calcio, potassio, magnesio, betacarotene (un antiblastico per eccellenza) e di proteine.
Forse l'unico difetto delle radici arancione è quello di costare poco, poiché parafrasando N.S. Berhrman ne *Il re degli antiquari*, "spesso quando si paga caro ciò che non ha prezzo, si pensa di averlo avuto a buon mercato, alzate i prezzi e compreranno di più, fate gli sconti e voleranno via come uccelli migranti".
Il succo fresco di carota aiuta a purificare il fegato, stimolando la rigenerazione cellulare attraverso l'alcalinizzazione dell'organismo.
Tutto ciò di cui avete bisogno per cambiare vita è un centrifugato, una scorta di carote.. e un po' di buona volontà!
Acquistate carote fresche e fraganti. Non consumate mai cibi che dal punto di vista olfattivo e visivo non vi ispirano, credete ai messaggi del corpo, poiché non esiste nessuno che possa convincervi del contrario.
L'uomo è l'unico animale capace di consumare un cibo solo perché qualcuno glielo ha ordinato. Provate a convincere un gatto a mangiare il classico piatto di funghi avvelenato e poi se ci riuscite rivolgetevi pure al nostro editore per avere una copia omaggio di questo libro, evento quest'ultimo assai poco probabile cui ben si confà il biblico adagio: "è più facile che un cammello passi attraverso la cruna di un ago che il nostro editore dia una copia omaggio..."

LA CERIMONIA DELLA CENTRIFUGA

I giapponesi sostengono che "l'etichetta" è come l'olio per non far cigolare le porte, va usata nel posto e nel momento giusto. Questo è il momento della cerimonia della centrifuga.
Tenete presente che un chilogrammo di carote centrifugate produrrà circa 250 cc. di puro succo. Pelatele, troncatene le estremità e inseritele con voluttà, lentamente, nella centrifuga.

Ottenuta la polpa, centrifugatela ancora una seconda volta e poi filtrate il succo con un colino. La polpa eccedente potrà essere utilizzata per realizzare un ottimo fertilizzante per le piante ornamentali di casa, disponendola circolarmente intorno alle radici della pianta come riparo. Provare per credere!
Ricordate che il succo di carota si conserva in frigo fino a 7-8 ore, ma è comunque meglio consumarlo fresco, o piuttosto congelarlo entro un'ora dalla centrifugazione per utilizzarlo nel corso della giornata. Ricordate anche che offrire un centrifugato di carote a un ospite non è il modo più elegante per fargli capire che non lo volete più vedere, ma lo spunto per introdurlo a riscoprire la dimensione della salute. Molti pazienti che hanno cominciato a seguire la dieta Pan*pH*ili hanno cominciato proprio da questa emblematica cerimonia della centrifuga.

CONSIGLI PRATICI

• Lavate bene frutta e verdura, usando eventualmente bicarbonato di sodio se dovessero essere particolarmente sporche.
• Tagliate a striscioline per facilitarne l'introduzione nella centrifuga, se occorre.
• Al fine di introdurre più agilmente spinaci, lattuga, indivia, foglie di cavolo, crescione e prezzemolo, compattateli con le mani comprimeteli in modo tale da formare una palla.
• Seguite attentamente le istruzioni riportare per ogni singola ricetta: non è sempre necessario privare l'alimento da centrifugare della buccia, del torsolo, anzi, tutt'altro, infatti mele e pere vanno trattate con semi e torsolo.
• Non tutti i tipi di frutta e verdura possono essere centrifugati: datteri crudi, albicocche, fichi, avocado, rabarbaro, banane, melanzane non sono idonei.
• Le componenti dei centrifugati dovranno essere pertanto saggiamente abbinate e rispettate le compatibilità; frutta e verdura contengono enzimi spesso incompatibili; solo la mela va d'accordo con tutti e può essere aggiunta a qualsiasi centrifugato di verdura.
• Non bevete un centrifugato di verdura subito dopo averne assunto uno di frutta, aspettate almeno 10 minuti.
• Non bevete centrifugati di frutta subito dopo averne assunti di verdura: sarebbe preferibile attendere almeno 10 minuti.
• È più ortomolecolare utilizzare i centrifugati appena preparati per non disperdere la fragranza delle preziose vitamine in essi contenuti.
• Nel caso in cui non si bevano subito, per conservare meglio i succhi è consigliabile aggiungere un paio di cucchiaini di limone. Il limone può anche essere centrifugato assieme agli altri ingredienti indicati nelle ricette.
• Prima della centrifugazione è

opportuno sempre sbucciare meloni, kiwi, agrumi.
• Dell'uva utilizzare, previo lavaggio ad acqua corrente, solo gli acini.

LE VITAMINICHE

LA VELLUTATA
Ingredienti (dose per 1 persona): 1 mela biologica, 3 mandorle bianche, 1 pesca snocciolata, 1 grappolo d'uva.

Centrifugate gli acini dell'uva e la pesca snocciolata, ma non sbucciata e aggiungete per ultima la mela senza privarla dei semi.
Il gusto più o meno dolce dipende dalla quantità di uva; per ottenere un sapore più dolce aumentate la quantità di mele.

L'AGRUMATA
Ingredienti (dose per 2 persone):
1 cedro con la buccia, 1 mandarino, 2 arance medio - grosse, 1 bicchiere di acqua minimamente mineralizzata (con residuo fisso inferiore a 50 mg/l e pH compreso tra 6.3-6.8).

Sbucciate le arance e dividetele a spicchi. Tagliate il cedro a fette. Introducete gli ingredienti nell'apparecchio tenendo da parte alcuni spicchi d'arancia e centrifugate a RDM.
Servire subito guarnendo con gli spicchi d'arancia avanzati.

ORANGE JUICE
Ingredienti (dose per 1 persona):
2 o 3 arance.

Sbucciate le arance cercando di eliminare la parte bianca della buccia.
Dividetele in spicchi, introducetele nell'apparecchio e centrifugate a RDM. Bevete subito per ottenere i migliori benefici o congelate entro 45 minuti.

ANTI VIRUS
Ingredienti (dose per 1 persona):
2 mele (preferibilmente trentine), 4 kiwi, 20 gocce di tintura madre di propoli.

Tagliate le mele e i kiwi (dopo averli sbucciati) a pezzi, aggiungete la propoli, introduceteli nell'apparecchio e centrifugare a RDM.

ARCIMBOLDO
(controindicata nei soggetti affetti da emicrania, perché troppo ricca di tiramina).

Ingredienti (dose per 2 persone):
4 carote con buccia, 1 cucchiaino di spirulina, 80 gr. di spinaci, 1 pomodoro pachino, 1 cetriolo (con buccia e semi), 4 gambi di sedano, una cipolla (facoltativo), 1 peperone rosso, 1 cavolo.

Lavate bene tutti gli ingredienti e introduceteli nella centrifuga senza privarli della buccia e dei semi. Per facilitare l'inserimento degli spinaci comprimeteli e formate una palla. Aggiustate il gusto aggiungendo carote o mele, se desiderate un sapore più dolce.

LE NUTRITIVE

BOMBA
(sostituisce bene il pranzo, indicata se è previsto un intenso impegno mnemonico od una giornata di lavoro impegnativo in tutti i sensi).

Ingredienti (dose per 1 persona):
1 cucchiaino di L. Glutamina, 3 carote, 1 mela (preferibilmente del trentino), 1 flaconcino di Ginseng siberiano.

Lavate le carote, tagliatele a pezzi di circa 1,5 cm. di spessore, centrifugate e solo dopo aggiungete il Ginseng siberiano.
Lavate la mela, tagliarla a piccoli pezzi in modo di introdurla con facilità nell'apparecchio e centrifugare a RDM.

LA SUCCOSA
(ottimo sostitutivo per un pasto, antiedemigena, anticellulite e dimagrante).

Ingredienti (dose per 1 persona):
qualche ciuffo di germogli alfa alfa, 3 asparagi, 3 carote, 2 foglie di cavolo, 1/4 di cavolo tagliato a pezzi, 1 mela.
Lavate bene gli ingredienti.
Introducete nella centrifuga i germogli e gli asparagi assieme alle carote, al cavolo e alla mela (senza eliminare torsolo e semi). Aumentate la quantità di mele se si desidera un gusto più dolce.

LE ENERGETICHE

LA SANA
(diuretica e antipertensiva).

Ingredienti (dose per 1 persona):
1 cespo di lattuga, 2 flaconcini di Ginko Bilobka(reperibile in farmacia od in erboristeria), 1/4 di carciofo, 1/4 di cipolla cruda, 2 gambi di sedano senza foglie, 1 mela (con buccia, picciolo e semi).

Lavate bene gli alimenti.
Comprimete le foglie di lattuga in modo da formare una palla e introducete nella centrifuga assieme al sedano e alla mela. Centrifugate e aggiungere solo ora i 2 flaconcini di Ginko Bilobka. Se si desidera un sapore più dolce aumentare la quantità di mele.

LA ROSSA
(antianemica).

Ingredienti (dose per 2 persone):
60 gr. di cavolini di Bruxelles, 1/4 di rapa, 2 coste di sedano, 3 carote, 1/4 di finocchio, 1 mela.

Dopo aver lavato e tagliato a pezzi gli ingredienti, senza privarli della buccia, inseriteli nell'apparecchio (la mela per ultima) e centrifugate a RDM. Assaggiate e aggiungete più mele se desiderate un gusto più dolce.

IL TRIONFO
(ideale per reintegrare il patrimonio idro-salino, specialmente dopo aver svolto attività sportive, controindicata nei primi due anni di vita).

Ingredienti (dose per 1 persona):
2 gambi di sedano, 4 carote, 2 asparagi, Essiac (principio curativo degli indiani di America a basi di 5 radici).

Lavate e tagliate gli ingredienti. Inseriteli nell'apparecchio e centrifugate a RDM.

LE ORTOMOLECOLARI

ORTOMOLECOLARE 1
(ottimo per le donne specialmente se affette da dismenorrea*).

Ingredienti (dose per 1 persona):
6 carote , Essiac 2 cucchiaini, 1/4 di cetriolo (con la buccia), 1/4 di peperone verde, 60 gr. di germogli di crescione ed alfa alfa, 100 gr. di spinaci, 1 mela.

Lavate bene gli ingredienti, introducete le carote lavate nell'apparecchio.
Centrifugate a RDM il cetriolo (con la buccia), il peperone verde, i germogli di crescione ed alfa alfa e gli spinaci (formando una palla). Aggiungete le mele aumentando la quantità se desiderate un gusto più dolce.
* Dismenorrea: dolori e disturbi mestruali.

ORTOMOLECOLARE 2
(ideale per risolvere i problemi di celllulite e disintossicante.).

Ingredienti (dose per 2 persone):
2 fette d'ananas dello spessore di circa 1,5 cm., 1 cedro con la buccia, qualche ciliegia per guarnire, 1/4 di carciofo, 50 gocce di Pilosella hyeracum t.m.

Tagliate in piccoli pezzi l'ananas fresco e il cedro. Introducete il tutto nell'apparecchio e centrifugare a RDM. Aggiungete qualche ciliegia per guarnire.

ORTOMOLECOLARE 3
(ideale per trattare dolori articolari, controindicata nei soggetti affetti da dermatite atopica e nei bambini nei primi 3 anni di vita).

Ingredienti (dose per 1 persona):
3 mele (preferibilmente del Trentino), 10 fragole, 50 gocce di Arnica Montana Tintura Madre.

Dopo aver tagliato a piccoli pezzi le mele (senza privarle della buccia) inseritele nella centrifuga assieme alle fragole. Centrifugate a RDM. Servite subito.

ORTOMOLECOLARE 4
Ingredienti (dose per 2 persone):
2 mele del Trentino, 4 carote, 6

foglie di spinaci, 6 foglie di lattuga, 1/4 di rapa rossa, qualche ciuffo di prezzemolo.

Dopo aver pelato e tagliato le carote a piccoli pezzi, introducetele nella centrifuga assieme agli altri ingredienti e centrifugate a RDM.

ORTOMOLECOLARE 5
Ingredienti (dose per 1 persona):
3 carote, 1/4 di cetriolo, 1/4 di barbabietola.

Lavate, sbucciate e tagliate a pezzi gli ingredienti e centrifugate a RDM.

LE RILASSANTI

RELAX 1
Ingredienti (dose per 1 persona):
1 pesca snocciolata, 1 pera, 1 mela.

Dopo aver lavato la frutta, centrifugate la pesca (con la buccia), la pera e la mela (lasciando torsolo e buccia), a RDM.

RELAX 2
Ingredienti (dose per 2 persone):
1/4 di pompelmo, 1 fetta d'ananas dello spessore di circa 3 cm., 1 mela, 1 fetta di cedro (facoltativo).

Pelate il pompelmo cercando di mantenere la parte bianca della buccia ricca di bioflavonoidi. Dividete in spicchi, tagliate l'ananas e la mela in piccoli pezzi e centrifugate a RDM.

RELAX 3
Ingredienti (dose per 1 persona):
3 carote, 2 gambi di sedano, qualche ciuffo di prezzemolo.

Pelate le carote e tagliatele, con il sedano, introducete tutti gli ingredienti a pezzettini e centrifugate RDM.

LE DIETETICHE

DIETETICHE 1
Ingredienti (dose per 2 persone):
1 pompelmo, 2 mele, 1 cucchiaino di cocktail alcalinizzante (in vendita nelle farmacie omeopatiche).

Sbucciate il pompelmo evitando di togliere la parte bianca della buccia e dividetelo in spicchi.
Tagliate le mele a pezzi senza privarle della buccia, centrifugate a RDM.

DIETETICHE 2
Ingredienti (dose per 1 persona):
1 arancia, 1/4 di limone, 1 pompelmo, 1 di cocktail alcalinizzante.

Sbucciate l'arancia ed il pompelmo, cercando di non eliminare la parte bianca della buccia e divideteli a spicchi. Tagliate a fette il limone e introducetelo, assieme agli altri ingredienti nell'apparecchio, centrifugate a RDM.

DIETETICHE 3
Ingredienti (dose per 1 persona):
3 carote, 2 gambi di sedano, 3

foglie di lattuga, 1 di cocktail alcalinizzante.

Pelate le carote e tagliatele a pezzi assieme al sedano. Inserite tutti gli ingredienti nell'apparecchio e centrifugate a RDM.

LE ORTOMOLECOLARI ESTIVE

ESTIVA 1
Ingredienti (dose per 1 persona):
4 albicocche, 200 gr. di uva bianca o nera, 1 pera.

Lavate bene la frutta, tagliate le albicocche a metà, togliete il nocciolo e affettatele, tagliate la pera a piccoli pezzi senza privarla della buccia.
Aggiungete l'uva e centrifugate a RDM.

ESTIVA 2
(limonata).

Ingredienti (dose per 2 persone):
4 grosse mele (preferibilmente Golden Delicious), 1/4 di limone (con la buccia)+ 2 coste di sedano.

Lavate, tagliate a pezzi le mele (lasciando buccia torsolo e semi) e introduceteli nella centrifuga. Aggiungete il limone con la buccia e centrifugate a RDM.
Aggiustate il sapore a piacere aggiungendo più mele, se desiderate una limonata più dolce, o limone, se volete un gusto più aspro.

ESTIVA 3
Ingredienti (dose per 1 persona):
1 fetta d'ananas dello spessore di circa 1,5 cm., 1 mela rossa, 5 fragole.

Tagliate la fetta d'ananas e la mela (senza privarla della buccia) a piccoli pezzi e centrifugate a RDM.

LE BABY-ORTOMOLARI

BABY 1
Ingredienti (dose per 1 persona):
1 fetta d'ananas dello spessore di circa 1,5 cm., 1 arancia, 1/4 limone con la buccia + 1 cucchiaino di malto di riso, e sciroppo di mela naturale.

Tagliate in piccoli pezzi l'ananas, sbucciate l'arancia cercando di eliminare il meno possibile la parte bianca della buccia e dividetela in spicchi, tagliare a fette sottili il limone ben lavato senza sbucciarlo e centrifugate a RDM.

BABY 2
Ingredienti (dose per 1 persona):
2 pere, 1/4 di limone con la buccia, ghiaccio tritato.

Lavate e tagliate a fette gli ingredienti e centrifugate a RDM, aggiungete il ghiaccio tritato, mescolate bene e servite.

BABY 3
Ingredienti (dose per 1 persona):
2 mele, 1 arancia.

Lavate, tagliate a pezzi le mele (lasciando buccia, torsolo e semi) e centrifugate a RDM. Aggiungete l'arancia precedentemente sbucciata e divisa in spicchi.

BABY 4

Ingredienti (dose per 1 persona):
1 arancia, 1/4 di cedro con la buccia o 1 limone di Amalfi, 1/4 di bicchiere di acqua minerale, 1 pesca.

Sbucciate l'arancia cercando di non eliminare la parte bianca della buccia e dividetela in spicchi. Tagliate il cedro a fette. Sbucciate la pesca eliminando il nocciolo e tagliatela a piccoli pezzi, e centrifugate.
Aggiungete l'acqua minerale e, a piacere, ghiaccio tritato.

BABY 5

Ingredienti (dose per 1 persona):
3 carote, 3 foglie di cavolo, alcuni ciuffi di prezzemolo, 1 mela + 1 cucchiaio di sciroppo di mele naturali.

Pelate le carote e tagliatele a pezzi, lavate tutti gli ingredienti e centrifugate a RDM.

CAPITOLO 5

PER ALCALINIZZARE IL VOSTRO CORPO

Il corpo umano è stato progettato acido alcalino, anche se delle volte deve adattarsi a funzionare fuori giri, ovvero in acidosi. L'acidosi prolungata può essere causa di gravi malattie.
L'unico organo che si discosta da questo schema progettuale è lo stomaco che secerne fisiologicamente acido cloridrico per attuare i normali processi digestivi.
Sebbene l'uomo consumi sostanze acide (frutta, agrumi, ecc.), producendo metaboliti acidi (acido lattico generato dall'attività muscolare) ed eliminando acidi urici tramite i reni, noi faremmo meglio a mantenere il nostro corpo il più alcalino possibile per acquisire e mantenere uno stato di salute.
La natura controlla in maniera mirabile l'equilibrio del sistema pH le cui minime variazioni possono sovvertire completamente le funzioni intracellulari modulate da enzimi sensibilissimi anche a variazioni dell'ordine infinitesimale di pH.
A questo punto vi chiederete se esistono altri modi di essere alcalini, visto che quello appena paventato non sembra poi così male.

VALORI pH NORMALI PER ORGANI E DISTRETTI

Sangue	7.35-7.45
Saliva	6.50-7.50
Stomaco	1.00-3.50
Duodeno	4.80-8.20
Feci	4.60-8.40
Urine	4.50-8.40
Bile epatica	7.10-8.50
Bile colecistica	5.50-7.70
Pancreas	8.00-8.30

(Schema modificato da *Correlative Urinalysis* di M.T. Morter,1987)

Eccovi serviti:

- Alimentazione ortomolecolare: 80% frutta e verdure, 20% cereali e proteine.
- Bere almeno 2 l. di acqua al dì con residuo fisso inferiore ai 50 mg/l e ph 6.3-7.
- Pensare positivamente (delle volte un pensiero negativo è più acidificante di una bistecca).
- Dormire in un luogo sano indenne da geopatologie.
- Esercizio fisico quotidiano aerobico: almeno 20 minuti al dì. L'esercizio agonistico, specie se anaerobico sviluppa spesso eccessiva produzione di acido lattico, che nei momenti critici il corpo non riesce ad espellere convenientemente.
- Migliorare la respirazione (respirare aria più pura se possibile, utilizzare il diaframma, muscolo spesso inespresso negli stati di stress).
- Ascoltare musica alcalinizzante: se il chiaro di luna di Debussy è alcalino, la musica rock è acida. Le musiche tonali, per esempio, sono particolarmente alcalino-rilassanti e utili per recuperare le vostre energie disperse. Provate a lavorare con una colonna sonora soft e melodiosa e forse riuscirete ad alcalinizzare il vostro capoufficio e ottenere, magari, un aumento. Attenzione a non proporgli un brano rock sfegatato, se ci tenete al vostro posto.
- Vestire con colori alcalinizzanti, blu, verde, bianco e pastello, aiuta a drenare l'eccesso di metaboliti acidi organici, mentre il giallo e il nero sono fortemente acidificanti. Cosa dire poi del rosso che trasforma l'organismo in un toro scatenato che quando vede rosso si acidifica e... carica.

Quando s'instaura una acidificazione tissutale, gli ormoni adrenergici vengono secreti in eccesso e se questo perdura nel tempo si assiste a quello che avviene per lo stress: dopo uno stato di allarme aumenta la produzione di ormoni della parte midollare delle ghiandole surrenali, con tutti i sintomi ben noti tra cui stanchezza cronica, depressione, ecc.

SINDROMI OSTEOARTICOLARI

Parliamo innanzitutto della gotta, una malattia che non colpisce solamente i gentlemann inglesi tra la 6° e la 7° decade di vita. Si tratta di un'artrite ricorrente alle articolazioni periferiche, dovuta all'accumulo ed al deposito nei tessuti molli eccessivamente acidificati dall'eccesso di purine e derivati. Tali derivati (quali acido urico all'interno di articolazioni, tendini, giunzioni miotendinee, ventri muscolari ed intraorganali, di cristalli di acido urico o di acido ossalico) creano intensi dolori e severe limitazioni funzionali.

Tale situazione è di estrema pericolosità e se non bilanciata da tempestive modifiche nutrizionali, suggerite peraltro nell'approccio della dieta Pan*pH*ili, può evolvere in una forma cronica e deformante.

L'aumento dell'uricemia al di sopra dei valori soglia di mg. 6.5-8.5% nell'uomo non comporta necessariamente l'insorgere della gotta in tutti i soggetti. È importante considerare che in talune malattie sistemiche del sangue, policitemia primaria e secondaria (aumento eccessivo dei G.R), leucemie croniche, m. di Cooley, ecc. o nei periodi di risoluzione di grossi focolai infiammatori, si assiste ad una concomitante aumentata eliminazione di acido urico con le urine. Tale aumento del catabolismo (distruzione) delle purine diviene patologico quando si introducono troppe proteine con la dieta, ovvero quando si superano i livelli di guardia di 30 gr./die. Oltre questo livello soglia aumenta il rischio di formazione di depositi di cristalli e di attacchi acuti di gotta secondaria (Morter e Panfili, 1993).

L'iperuricemia sciovinisticamente coinvolge prevalentemente uomini, infatti solo il 5% dei soggetti colpiti sono donne e in massima parte oltre la menopausa, periodo nel quale tendono poi statisticamente ad eguagliare tale valore statistico. Tale differenza di riscontri sarebbe riferibile all'osservazione nel sesso femminile di una minor massa muscolare magra e ad una maggior filtrazione (clerarance) degli acidi urici. Anche nel bambino l'uricemia è più bassa che negli adulti.

La solubilità dell'acido urico è in rapporto alla concentrazione in sodio ed al pH.

Quando il siero è in condizioni di normalità gli urati sono solubili fino a mg. 8.3%, di cui il 90% è costituito da urato sodico. Per spostamento del rapporto sale-acido, quando aumenta il pH si possono formare soluzioni soprassature come avviene specialmente nelle urine: acidificando, ovvero abbassando il pH, gli urati e l'acido urico precipitano in forma cristallina. Nelle urine l'acido urico è presente in una concentrazione sei, dieci volte superiore a quella del sangue (gr. 0.05 per litro di sangue, gr. 0.30-0.60 per litro di urina).

Nelle 24 ore, seguendo una dieta mista ordinaria, vengono eliminati gr. 0.51 di acido urico, mentre seguendo una dieta con più di 30 gr. di proteine al dì ne vengono eliminati gr. 1-1.5.

PERCHÉ LA GENTE MANGIA LA CARNE?

A causa del basso valore di pH delle urine, l'acido urico libero precipita per formare calcoli urinari, con una incidenza 1.000 volte superiore a quella della popolazione non affetta da tale patologia.

Il fegato dei carnivori è in grado di metabolizzare una quantità di acido urico 15 volte superiore a quello eliminato dal fegato di un erbivoro come l'uomo o del suo cugino primate, la scimmia. Il fegato umano elimina solamente esigui quantitativi di questa tossina estremamente pericolosa che può danneggiare talora irrimediabilmente il nucleo cellulare, nel quale, come

in un'arca perduta, sono conservate le tavole della legge genetica del DNA. A differenza dei carnivori l'uomo e molti altri onnivori non sono in grado di sintetizzare l'enzima uricasi preposto alla degradazione dell'acido urico (decarbossilazione ossidativa dell'acido urico).
Allora, vi chiederete, perché la gente mangia la carne?
Probabilmente per condizionamento pseudo scientifico e abitudine indotta da pubblicità senza scrupoli mirate solo ad incrementare il consumismo, si ritiene che la più nobile delle proteine possa essere l'indifeso bovino. Il comico Pippo Franco, impersonando il ruolo di un indiano in una suggestiva gag, rispondeva a coloro che gli chiedevano perché mai, per non morire di fame, non si decidesse a cucinarsi qualcuna delle tante cosiddette vacche sacre, rispondeva indispettito: "Allora perché voi non vi mangiate li preti?". Niente male considerando che all'epoca ancora non si sapeva nulla del dossier "mucca pazza".
Infine è oramai accertato che tra le cause più frequenti di malattie, vi è l'eccesso di acidità dovuta ad un'alimentazione ricca di alimenti acidificanti in generale e di proteine animali in particolare (latticini compresi), da cui deriva un'aumentata sintesi di purina precursore dell'oramai ben noto acido urico.
In questi casi l'assunzione di farmaci anti infiammatori di sintesi, associata alla dieta, possono solo momentaneamente e mai, comunque, definitivamente risolvere la crisi acuta, la quale si ripresenterà puntuale e aggravata dopo qualche tempo se non si libererà il tessuto mesenchimale dall'acidificazione, ovvero della causa prima.
Per guarire dobbiamo rimuovere la causa e non l'effetto!
Oltre ai trattamenti bioterapici generali a tropismo costituzionale e correttori del terreno, è necessario che venga ristabilito l'equilibrio acido-basico attraverso una dieta prolungata a base di alimenti alcalinizzanti, la somministrazione di cocktail alcalinizzanti tissutali, la riattivazione dei filtri naturali (emuntoriale) e i catalizzatori (oligoelementi) adeguati alla diatesi del soggetto.
Quando la cellula non riesce ad espellere tossine subentra il danno funzionale e la morte enzimatica che prelude tristemente all'insorgenza dei sintomi prima e delle malattie poi.
L'acidificazione è responsabile anche di altre artropatie dolorose, facili da prevedere date le connotazioni degli acidi di provenienza nutrizionale. Basti pensare al ruolo tampone del calcio nell'organismo, la cui funzione primaria è quella di stemperare l'eccessiva acidità cellulare che minaccia l'efficienza vitale del suo nucleo.
Molte persone che pensano di essere affette da una carenza di calcio si sottopongono a massacranti diete acidificanti a base di cibi tipo latte, formaggi, yogurt, carni, fegato, ecc., nella vana

quanto non corrisposta speranza di poter ritardare l'insorgenza di osteoporosi. Ironia della sorte tutto il calcio presente in questi alimenti verrà sacrificato per tamponare alla meglio l'incipiente acidificazione innescata dagli stessi alimenti, scatenando un'ingente demineralizzazione che creerà il terreno ideale per l'insorgenza di artrite, artrosi, osteoporosi, malattie degenerative, ecc.

Qualora a tale condizione predispositiva dovesse aggiungersi uno stato di preesistente o subentrante intossicazione la strada per la malattia sarà molto più rapida da percorrere.

Molti di questi casi possono risolversi con un'adeguata correzione dietetica e i consueti trattamenti di drenaggio naturale previsti nel programma della dieta Pam*pH*ili.

I pazienti vanno seriamente responsabilizzati sulla loro situazione nutrizionale rendendoli consapevoli, tramite il dialogo, invitandoli, appena le contingenze lo consentano, ad assistere a conferenze sull'argomento. Realizzare delle tavole rotonde dove medico e pazienti si confrontino in base alle loro aspettative ed alle loro conoscenze su come affrontare le strategie dei loro cambiamenti nutrizionali, e pertanto, di vita è più che un'opportunità, un obbligo, che entrambi dovranno affrontare se si desidera realmente cambiare in meglio la salute.

L'esecuzione dell'ALITEST @: il test citotossico delle intolleranze alimentari (v. Appendice) aiuta l'acquisizione della consapevolezza nutrizionale

Seguendo il programma della *Dieta pH*, il pH si alcalinizza sempre, qualora ciò non si dovesse verificare saranno da prendere in esame le seguenti eventualità:

- la non adempienza al programma consigliato da parte del paziente,

oppure in alternativa:

- la non completa chiarezza espositiva da parte del terapeuta,
- la presenza inosservata di una patologia a carico dell'emuntorio renale e/o epatico.

Ognuna di queste eventualità comunque non autorizza ad abbandonare il programma intrapreso.

Infine, ma certo non meno importante, risulta, per il successo del programma dieta pH, predicare alla gente ciò che anche noi siamo pronti a fare, altrimenti il vecchio aforisma: "armiamoci e partite" potrebbe far naufragare i buoni propositi di colui che in noi ha riposto fiducia ed intenzioni. Il dietologo obeso non rappresenterà certo un messaggio subliminale accattivante per il neofita della nutrizione. Ciò non significa che per prescrivere o seguire una dieta dobbiate essere mister muscolo o miss mondo, ma almeno che crediate in quello che state proponendo o che state per affrontare dimostrandolo anche con il rispetto per la vostra persona nelle vesti di terapeuta.

Per chi soffre di gotta od iperuricemia per rendere più agevole la scelta degli alimenti opportuni e ridurre in tal modo la produzione di detriti acidi, si riporta una tabella dei valori di purine fornite da alcuni cibi.

CORREZIONE DELL'ACIDOSI

La correzione di un terreno acidificato, in modo particolare se correlato a disturbi cronici, è competenza di un medico esperto, in grado di valutare nel loro insieme le varie fasi della detossicazione e suggerire eventuali rimedi di drenaggio e di sostegno.
La correzione delle cause che acidificano l'organismo si realizza esclusivamente tramite il rispetto delle sei regole ortomolecolari della dieta Pan*pH*ili, mantenendo l'equilibrio acido-basico.
L'efficacia o meno di queste correzioni potrà essere verificata mediante il controllo del pH urinario di cui abbiamo già parlato,

ALIMENTI DI ORIGINE ANIMALE		ALIMENTI DI ORIGINE VEGETALE	
Per 100 g	Purine in mg	Per 100 g	Purine in mg
Estratto di carne Liebig	3068	Tè	2800
Animelle (Vitello)	1050	Noce di Kola	2200
Sardine sott'olio	315	Polvere di cacao	1880
Merluzzo	265	Caffè	1160
Fegato	244	Cioccolato	620
Rognoni	210	Lenticchie	142
Manzo	155	Farina di avena	79
Piccione	152	Piselli verdi	71
Trota	147	Spinaci	52
Sogliola	136	Asparagi	50
Polmoni	136	Fagioli bianchi	45
Tacchino	131	Cavolo verza	29
Maiale	108	Cavolfiore	21
Leore	100	Pane bianco	21
Vitello	100	Radici	13
Oca	87	Ravanelli	13
Pollo	76	Funghi	13
Prosciutto	66	Insalata	8
Salmone	63	Cavolorosso o verde	5
Astice	58	Carote	5
Formaggio	58	Patate	3
Formaggio bianco	1	Fagioli verdi	tracce
Latte di mucca	0,5		

utilizzando gli stick allegati a questo volume.
Il corpo umano è paragonabile ad una radio e per mantenerlo in salute è opportuno sintonizzarlo tramite scelte consapevoli sulla giusta frequenza.
La genetica non potrà tamponare più di tanto errori di carattere comportamentale.
Per distoglìervi dai vostri sani propositi ognuno dei vostri amici, inneggiando al carpe diem di Oraziana memoria, sarà pronto a narrarvi gesta epiche del bisnonno garibaldino che fumava trecento sigarette al dì e beveva dieci litri di vino, e che non si è mai ammalato. Rispondete pure che cogliere il meglio della vita è sempre un'operazione relativa, pensate quanto meglio e più a lungo sarebbe vissuto il bisnonno garibaldino se avesse condotto uno stile di vita migliore.

ALIMENTAZIONE ALCALINIZZANTE

"Che il tuo alimento sia il tuo medicamento" diceva Ippocrate e certamente anche per ristabilire l'equilibrio acidobasico, come per molte altre situazioni, è sicuramente il fattore correttivo determinante e che presenta meno difficoltà.
Come l'acidificazione del terreno è in gran parte provocata da un'alimentazione scorretta, una dieta adeguata, associata agli altri consigli riportati in questo capitolo può, in molte persone, normalizzare il pH urinario.
Un medico esperto saprà consigliare in ciascun caso l'adeguata percentuale di alimenti acidi consentita o, nei casi gravi, l'abolizione per un determinato periodo. Questa seconda soluzione non può essere effettuata per lunghi periodi senza rischio di produrre uno squilibrio nutrizionale. Infatti, l'organismo ha bisogno di una quantità sufficiente di tutte le sostanze necessarie.
Generalmente, fatte salve particolari esigenze di ciascuno, stabilite dal medico curante, una dieta dovrebbe consistere per l'80% circa di cibi alcalinizzanti e solo per il 20% di cibi acidificanti.
Un pasto dovrebbe comprendere un consumo di cibi nelle seguenti percentuali: 60% di verdure, 20% di frutta,10% di amidi, e non più del 10% di proteine.
Lo ripetiamo ancora: quando si parla di alimenti alcalinizzanti ci si riferisce generalmente ad alimenti di origine vegetale contenenti una notevole quantità di sali alcalini, oltre ad acidi organici deboli. Inoltre sono alcalinizzanti anche alcuni alimenti acidi. Questi ultimi, tuttavia, come ricordato sopra, sono alcalinizzanti solo per le persone non sofferenti di disturbi metabolici degli acidi.
In questo caso la frutta acida apporta elementi basici in grande quantità, oltre a vitamine, minerali e oligominerali importanti per

l'organismo. I cibi acidificanti, invece, sono acidificanti per tutti, per cui dovranno essere ridotti in percentuale (privilegiando gli alimenti alcalinizzanti) nella misura della correzione da apportare.

FRUTTA E VERDURA ALCALINIZZANTI

FRUTTA

Acida

Ananas, Arancia, Limone, Mandarino, Melagrana, Pompelmo, Ribes

Semi acida

Albicocca, Ciliegia, Fragola, Mela, Pera, Pesca, Prugna, Ribes

Neutra

Cocomero, Melone

Secca naturalmente

Albicocca, Banana, Fico, Mela, Pera, Prugna, Uva

Oleosa

Arachidi, Mandorla secca, Nocciole, Noce secca, Pistacchio

VERDURE

Con minime quantità di amido

Asparago, Broccoli, Cardo, Cavolo, Cetriolini, Cetriolo, Cicoria, Cipollina, Crescione, Fagiolino, Fungo, Indivia, Lattuga, Peperone d., Pomodoro, Porro, Rabarbaro, Ravanelli, Scarola, Sottaceto, Spinacio, Valerianella, Zucca, Zucchine

Con quantità medie di amido

Barbabietola, Carciofo, Cavolo di Bruxelles, Cipolla, Pastinaca, Piselli, Prezzemolo, Rapa, Sassifraga, Scalogno, Sedano rapa, Tarasacco

A forte percentuale di amido

Patata, Topinambur, Avocado

I CEREALI E I LEGUMI ACIDIFICANO

(attenzione alle diete macrobiotiche perché possono essere più acidificanti delle alimentazioni carnivore)

Cereali e derivati

Avena
Farina bianca
Farina di avena
Farina di mais
Fecola di patate
Grano completo
Grano saraceno
Mais
Orzo integrale
Pane bianco
Pane integrale
Pasta
Riso integrale
Segale integrale
Semola

I Legumi secchi: sono acidi

Fagioli secchi
Fave
Lenticchie secche
Piselli rotti
Soia

Attenti al latte!...Perché inacidisce

Burro bianco*
Cagliati di latte
Latte di mucca
Panna fresca
Yogurt scremato
Formaggi:
Comtè
Emmenthal
Formaggio di capra
Groviera

* Il burro essendo un grasso neutro non è acido

TABELLA PER LA SOSTITUZIONE DEGLI ALIMENTI ACIDI

Alimenti acidi o acidificanti	Alimenti meno acidi o basici
caffè	caffè di cereali torrefatti
cioccolato al latte, tè nero	infusi di erbe, tè bancha
succhi di frutta	acqua, latte, succo di legumi
limonate industriali, vino, alcol	acqua o altra bevanda elencata
zucchero bianco, o grezzo	zucchero integrale
marmellata, miele	concentrato di pere o di datteri, crema di mandorle, preparazioni salate
cioccolato, caramelle	frutta secca: datteri, prugne
prodotti di pasticceria	fichi, mandorle
biscotti	dolci con farina di castagne
frutta secca in generale	mandorle, noci del Brasile
cereali: frumento, avena, miglio, pane, fiocchi	patate, castagne, mais
leguminose: fave, fagioli bianchi	fagioli verdi, patate, mais, castagne
carne, pesce, selvaggina	latticini
olio vegetale estratto a caldo	olio vegetale di 1^ spremitura a freddo
grassi animali, burro, margarina	olio vegetale
brodo di carne	brodo vegetale o fatto con salsa di soia

Riassumento sinteticamente.
Alimenti alcalinizzanti: tutti i vegetali comprese le patate (quando vengono mangiate con la buccia), tutte le insalate, tutta la frutta fresca (ad esclusione delle prugne e dei mirtilli giganti), mandorle, latte. Ovviamente sono alcalinizzanti le acque minerali alcaline.

Alimenti acidificanti: tutte le proteine di origine animale come carne, pesce, crostacci, molluschi, uova, formaggio, pollame e il nocciolame (eccetto le mandorle), tutti gli amidacei come cereali, pane, farina e altri alimenti ottenuti dagli amidi dei cereali, gli zuccheri.

CAPITOLO 6

LA DIETA pH NUTRE IL TERRENO BIOLOGICO

Cardine fondamentale del programma della dieta Ph è ridurre progressivamente, e mai all'improvviso, il quantitativo di proteine giornalmente ingerite. Eccedendo i 30 grammi giornalieri di tale nutriente l'organismo, specialmente quello d'individui di gruppo sanguigno A, B, AB, per adattarsi a funzionare, realizza una serie di aggiustamenti che purtroppo coincidono con sintomi e malattie. Bisogna sfatare il mito della proteina da assumere possibilmente in eccesso, a tutti i costi, per garantire il minimo fabbisogno plastico per la sopravvivenza individuale (Morter e Panfili, 1993). Domen e Hipsley sostengono che una popolazione di un altopiano in Nuova Guinea da loro esaminata consuma dai 15 ai 20 gr. di proteine solo vegetali al dì, lavorando intensamente, mantenendo uno stato di salute ottimale ed una magnifica corporatura atletica.

Al di là della correzione del terreno acido e nonostante molto dipenda dalla costituzione genetica, dalla situazione organica particolare, dalle condizioni climatico-meteorologiche, ecc., è possibile elencare a grandi linee le norme basilari di una corretta disciplina alimentare valida per la stragrande maggioranza delle persone in grado di mantenere l'equilibrio chimico dell'organismo e di tutti i parametri vitali essenziali per una buona salute capaci di apportare un benefico aiuto in molte situazioni patologiche.

Dal risveglio fino a mezzogiorno non assumete altro che frutta fresca, centrifughe di frutta o verdure tipo carote, sedano, finocchi o, mela, ecc. (vedi capitolo sulle centrifughe) e spremute di frutta. Mangiatene e bevetene a volontà senza porvi limitazioni. Cominciate il programma assumendo almeno tre bicchieri di centrifuga di carote al dì (corrispondenti a circa 600 cc di succo ricavabile da circa due chilogrammi di carote intere). Nei soggetti astenici ed esauriti è molto utile l'abbinamento della carota con il sedano, verdura eccezionale, particolarmente ricca di preziosi minerali organici facilmente assimilabili dal sistema digerente di un organismo stressato. La regola è particolarmente dura, quasi monastica nel corso della prima mattinata. La parentesi mattutina viene utilizzata dai filtri emuntori naturali quali reni, fegato, cute, ecc. per espellere le tossine. Assumere verdure e frutta in queste ore, almeno fino alle ore dodici, rispetterà questa polarità di espulsione-drenaggio, prima prerogativa per innescare qualsiasi tipo di guarigione.

Secondo i canoni della MTC (medicina tradizionale cinese), i meridiani degli organi primariamente coinvolti nei processi disintossicativi, quali grosso intestino, stomaco, verrebbero così attivati.

Se desiderate un frutto da masticare assumetelo pure. Ovviamente non approfittate troppo dell'esortazione e date comunque ascolto al vostro corpo, cercando di introdurre solo ciò di cui avete realmente bisogno senza esagerare...

Consumando verdura e frutta fin dal risveglio ed evitando di assumere caffè, tè, cappuccini, ecc., almeno fino a mezzogiorno, sarete in grado di attingere ad un enorme quantitativo di energia per affrontare al meglio la giornata.

È da tener presente che la maggior parte dei prodotti vegetali provenienti da colture intensive pompate con fitofarmaci, diserbanti, fertilizzanti, pesticidi, trattamenti transgenici sono impoveriti e carenti di principi nutritivi essenziali,

In Italia il consumo annuo di pesticidi è di 1.700.000 quintali, cioè 3 chili pro capite, gran parte dei quali, direttamente o indirettamente (cioè a contatto con elementi presenti nel nostro metabolismo) oncogeni.

Gli animali dai quali derivano i prodotti di mercato diventano ancor più pericolosi se provenienti da allevamenti in batteria dove sono trattati con ormoni sintetici.

Abitualmente vengono applicate delle paillette di dietilstilbestrolo sul padiglione auricolare del bovino per accelerarne la crescita, al punto che all'età di sei mesi il vitellone, in netto anticipo sulla sua tabella di marcia di accrescimento, è già bello che pronto per l'inattesa (per lui) macellazione.

Dietilstilbestrolo: questo nome probabilmente non vi giunge nuovo perché si tratta di un ormone estrogeno femminile frequentemente usato in ginecologia, che poi vi ritroverete indirettamente dal piatto... nel corpo.

Il consumo di carni arricchite, si fa per dire, con gli estrogeni sarebbe talmente alto da giustificare l'aumento percentuale delle nascite di soggetti di sesso femminile nell'ultimo ventennio

L'accanimento zootecnico comunque non finisce qui, infatti prevede anche l'uso di antibiotici (per prevenire le malattie del bestiame e limitare le possibilità di contagio), psicofarmaci (per diminuire lo stress degli animali costretti a vivere uno accanto all'altro in ambienti angusti).

Si usano ancora psicofarmaci, per evitare che molte bestie, terrorizzate dal trasporto al macello, muoiano di infarto, ed altre sostan-

ze metaboliche di degradazione biochimica, permanendo a lungo nelle carni o nei derivati provochino negli ignari consumatori (abbastanza pochini per fortuna dopo l'episodio di mucca pazza) analoghi effetti.
Inoltre, dopo i fatti relativi all'encefalopatia spongiforme bovina (BSE), resta da vedere fino a che punto sia indenne da pericoli la carne di animali erbivori costretti per la bizzarria dell'uomo a seguire una dieta carnivora. La relazione patogenetica tra mucca pazza e la sindrome di Creutzfeld Jacob nell'uomo è derivabile da una semplice proiezione statistica di dati epidemiologici che chiunque può analizzare navigando una mezz'oretta su Internet.
Non occorre certo essere scienziati per dedurre che mangiare carne bovina oggi è un evento sostanzialmente più rischioso che guardarsi il Festival di San Remo presentato da Mike Bongiorno, sprofondati in poltrona. Non occorrono occulti ragguagli microscopici, che pochi scienziati hanno desiderio di appurare, per capacitarsi di questo serissimo rischio. Il tempo, in questo contesto, non sarà poi buon consigliere perché l'incidenza statistica di tale malattia indotta dalla civiltà, andrà comunque aumentando nell'arco dei prossimi anni, essendo il periodo d'incubazione di questa encefalopatia umana virale molto lungo (circa 20 anni, ndr). Nel 2020 non sarà di particolare consolazione per i nostri figli ed i nostri nipoti accorgersi che è possibile morire per colpa degli errori di antenati senza scrupoli.
I cibi preparati dall'industria alimentare contengono spesso additivi e conservanti tra cui i nitrati usati come antiossidanti e facilmente associabili con ammine secondarie, terziarie, quaternarie e i nitriti con formazione delle cancerogene nitrosammine e nitrosammidi. La maggior parte di queste sostanze chimiche, oltre ad essere sicuramente cancerogene, influisce negativamente sul sistema immunitario e sulla genetica individuale e globale.
Gli stessi signori che avevano garantito circa l'innocuità del sistema alimentare di mucca pazza, non soddisfatti dei bei risultati perseguiti, stanno ora approntando un'altra potenziale bomba ad orologeria: gli alimenti transgenici. Attenzione perché le intossicazioni croniche sono più frequenti, dal momento che si realizzano subdolamente e progressivamente nel tempo.
Seppur in apparenti concentrazioni subtossiche, le tossine ambientali possono causare danni a lunga scadenza rilevabili clinicamente solo dopo decenni e solo da personale statisticamente informato e pronto a fare tale tipo di rilevazioni. A ciò si deve aggiungere l'errata stimolazione del sistema immunitario conseguente all'introduzione dei cibi cosiddetti transgenici che altererebbero la normale e fisiologica regolazione del DNA e,

pertanto, del sistema immunitario, esponendo il genere umano a nuove ed impensate epidemie e malattie. I vaccini poi stanno inducendo effetti degni del contrappasso dantesco se si pensa che perfino le cronache c'insegnano che i vaccini antimeningite potrebbero scatenare le malattie dalle quali ci dovrebbero immunizzare (degli stessi autori vedi *Candida: l'epidemia silenziosa*).

Non dimenticate che le corrette terapie dietetiche sono oggi uno dei pilastri fondamentali per il recupero delle difese dell'organismo; esse non richiedono né farmaci né interventi chirurgici e sono molto economiche.

pH ACIDO E INFARTO MIOCARDICO

È molto importante nell'approccio ortomolecolare considerare l'aspetto terapeutico degli alimenti alcalinizzanti per prevenire e trattare le malattie cardiocircolatorie su base degenerativa, Nella prassi medica la prevenzione delle malattie è spesso trascurata al punto che si intraprendono cure solo quando i sintomi sono eloquenti. È pertanto comprensibile come l'intervento del medico sia spesso intempestivo fin tanto che si cura-

RAPPORTO TRA pH ACIDO ED INFARTO MIOCARDICO

IPOSECREZIONE GASTRICA
↓
DIMINUITO ASSORBIMENTO DI CALCIO ALIMENTARE
↓
ALTERAZIONE DELLA POLARITÀ DEI G. R.*
↓
INDEFORMABILITÀ DEI G.R.
↓
RALLENTATO FLUSSO DEI G.R. NELLE ARTERIE CORONARIE
↓
ISCHEMIA MIOCARDICA
↓
INFARTO MIOCARDICO

(*) Globuli rossi

no i sintomi e non le cause.
Le malattie non sono la mera conseguenza di una nemesi cosmica di un Dio capriccioso, ma piuttosto un fax premuroso che ci avvisa della nostra morosità nei confronti del nostro organismo.
Dobbiamo rendere a Cesare quel che è di Cesare e salute alle nostre cellule.
È evidente che la prevenzione dei processi acuti e cronici è possibile solo eliminando l'acidosi mesenchimale, intraprendendo un'alimentazione ortomolecolare costituita da 80% di frutta e verdura (contenenti basi) e limitando l'introduzione di proteine.
Solo dopo aver raggiunto un sano equilibrio acido basico, riducendo l'apporto di cibi acidificanti, può verificarsi la guarigione.
Attualmente queste indicazioni dietetiche non sono seguite dalla maggior parte della popolazione. Ciò provoca l'incremento di malattie ossidative.
Questo testo vi fornirà conoscenze dettagliate sull'andamento acido-basico, idrico ed elettrolitico, poiché esiste una chiara correlazione tra anomalie metaboliche che portano ad una acidosi mesenchimale, e le più importanti malattie della civiltà, in prima linea i processi vasali degenerativi e le caratteristiche specifiche maligne delle cellule, tumori ecc.
Molte patologie non al vertice della statistica presentano una acidosi mesenchimale latente. Si possono infine prevenire o ritardare i processi degenerativi quali: forme reumatiche, adenoma della prostata, delle ghiandole periuretrali e le malattie generative degli occhi come il glaucoma, la cataratta e la degenerazione maculare, ecc.

CAPITOLO 7

SE FOSSE LA PREGHIERA LA VERA MEDICINA

Per vivere in salute abbiamo, parafrasando Jovanotti, tutti bisogno della nostra dose di positività quotidiana che scaturisce proprio dall'alcalinità del nostro corpo.

Già qualche collega comincia timidamente a prescrivere la meditazione trascendentale (MT) come strumento di prevenzione efficace ed economico.

Negli USA alcune compagnie assicurative cominciano a praticare sconti sulle polizze sanitarie delle persone che sono in grado di meditare con regolarità, poiché è stato dimostrato che chi medita spende il 77 per cento in meno degli altri per le spese mediche tipo visite specialistiche, consulti, esami diagnostici, farmaci e ricoveri, oltre ad essere meno soggetti a disturbi cardiaci e tumori.

Assicurazioni a parte, meditare e/o pregare aumenterebbe la creatività, la volontà, la capacità di concentrazione e la chiarezza mentale, facilitando l'eliminazione ed il controllo delle fobie, stimolando le sensazioni di gioia ed appagamento.

È un trionfo della medicina il fatto che tanti pazienti vivano così a lungo da sviluppare delle malattie croniche, correlate alla realtà incontrovertibile che molte persone vivono abbastanza a lungo da sviluppare malattie croniche. Certo è che le moderne terapie farmacologhe e chirurgiche, non le combattono in maniera adeguata.

A conferma dei benefici della preghiera e della MT per la guarigione totale di corpo, mente ed anima, vi riportiamo alcuni stralci di letteratura pubblicata!

Uno studio condotto presso la DHMC (Dartmouth-Hitchock Medical Center) nel 1995 confermerebbe che i migliori indici di sopravvivenza tra 232 operati nei reparti di cardiochirurgia sono stati evidenziati in coloro che traevano conforto dalla fede e dalla meditazione. I non credenti presentavano invece un tasso di mortalità tre volte superiore rispetto ai credenti.

I fedeli praticanti presentavano un valore di pressione arteriosa più basso di oltre 5 mm di Hg, rispetto agli altri, anche quando venivano considerati statisticamente fumo ed altri fattori di rischio.

- La percentuale di depressi e di

malattie psicosomatiche sarebbero più basse nei credenti e nei praticanti MT.
Tra gli atei si evincono percentuali di suicidi quattro volte più alte rispetto a coloro che frequentano le messe regolarmente.
- Certo, una fede religiosa probabilmente aiuta a seguire meglio una dieta che preveda la limitazione degli abusi alimentari e degli alcolici, delle droghe ecc., pertanto la maggior salute rifletterebbe semplicemente abitudini più sane.
L'atto di focalizzare l'attenzione su di un suono monotonale o su di una singola immagine induce una serie di adattamenti fisiologici alcalinizzanti che sono l'esatto opposto della risposta "scappa o fuggi o combatti", tipica dell'attivazione del Sistema Nervoso Ortosimpatico che produce grandi energie disponibili nel volgere di pochi attimi, ma a costi metabolici proibitivi perché eccessivamente acidificanti.
Con la pratica della MT e della preghiera ci si alcalinizza e la frequenza cardiaca, il ritmo respiratorio e le onde cerebrali rallentano, mentre i muscoli si rilassano, mentre si affievoliscono gli effetti dell'adrenalina e degli altri ormoni dello stress.
Stimolando abitualmente tale risposta con il rilassamento, il 75% dei pazienti affetti da insonnia riprende un ritmo del sonno molto regolare, il 35% delle donne sterili arriva ad una gravidanza, mentre il 34% di coloro che soffrono di dolore cronico riduce le assunzioni di antidolorifici.
Insomma chi si sente più vicino a Dio, Buddha, Manitù, Allah, ecc., e ne avverte la forte presenza interiore, è più sano e guarisce più in fretta. Certo la genetica aiuta, cari lettori, ma non è tutto. Per combattere l'ansia della separazione che ci accompagna da quando decidiamo di abitare l'utero materno cerchiamo di entrare in contatto con Dio e lo facciamo tramite le preghiere che percorrono gli stessi sentieri biochimici della risposta ottenuta con il rilassamento. Quando si medita, ci si alcalinizza, inattivando gli ormoni dello stress, adrenalina, corticosteroidi, ecc., perseguendo l'abbassamento della Pressione Arteriosa, il rallentamento dei battiti cardiaci e della frequenza del respiro, ecc.
L'esperienza mistica che la MT e la preghiera rappresentano, si realizza nel medesimo quartier generale dell'encefalo, l'amigdala, una piccola formazione anatomica delle dimensioni di una mandorla che insieme all'ippocampo e l'ipotalamo costituiscono il sistema limbico (SL).
Il SL risulterebbe particolarmente coinvolto con la complessa sfera della spiritualità delle emozioni e della sessualità, tramite particolari afferenze neuronali che medierebbero il rilascio dell'ormone melatonina secreto dalla ghiandola pineale, correlato al delicato funzionamento del complesso Sistema Immuno Neuro Psico Endocrino.
Secondo R. Joseph, neurofisiologo

presso il Palo Alto VA Medical Center in California la stimolazione del SL (amigdala ed ippocampo) evocherebbe in alcuni soggetti visioni di angeli e demoni.
Tossicodipendenti cronici il cui SL è costantemente bombardato da stimoli farmacologici e pazienti affetti da neoplasie presentano una maggior incidenza di manie fobico-religiose.
Lo studio anatomo-microscopico dell'epifisi di cadaveri di soggetti dediti da parecchi anni alla pratica costante e regolare della MT ha dimostrato un'ottima vascolarizzazione e globalmente minori effetti involutivi e di senescenza della ghiandola.
Tali dati confermerebbero pertanto che la capacità di avere esperienze religiose e mistiche avrebbe una base neuro-anatomica e fisiologica correlata alle variazioni di pH. Un pH sistemico basico aiuterebbe nel raggiungere quelle particolari esperienze delle alte vette mistiche che, anticamente, era concesso raggiungere con l'ascetismo esasperato, l'isolamento e particolari tecniche di alimentazione e di digiuno. L'abolizione delle proteine animali raccomandata caldamente nelle incontestabili regole di molti ordini monacali cistercensi per ritrovare Dio, era volta ad assicurare un'adeguata scorta di riserva alcalina capace di attivare quelle zone encefaliche preposte all'instaurarsi dell'esperienza mistica stessa.
Attualmente, seguendo il programma della dieta pH abbinata all'utilizzo di particolari metodiche analitiche come l'ALITEST @ (il test citotossico delle intolleranze alimentari, vedi in proposito l'Appendice), volte ad eliminare quei cibi critici ed acidificanti per l'organismo umano, è possibile perseguire eccellenti risultati nello svolgimento della MT e della preghiera, ovvero nella prima attivazione spirituale che l'uomo riceve: quella nutrizionale!
Dopo l'idilliaca parentesi dell'allattamento al seno materno, si comincia a costellare il cammino dell'evoluzione spirituale personale di una serie di errori che scaturiscono dall'errato concetto di alimentazione che ci è stato inculcato da pubblicità false e tendenziose, per esclusivo vantaggio delle industrie, dai media più diffusi (giornali, televisione, radio, ecc.), spesso sponsorizzati da altrettanti falsi pareri pseudo-scientifici che garantiscono sull'irrinunciabilità di certi tipi di alimenti carnei, che acidificano l'organismo umano allontanandolo dai suoi obiettivi di potenziale salute.
Il programma dieta pH vi aiuterà ad aprire gli occhi e a raggiungere qui ed ora, dentro di voi, il Paradiso di armonia ed equilibrio al quale, al pari di ogni altro essere umano, avete equo diritto. Chissà se un giorno sarà previsto un garante anche per l'informazione pubblicitaria mascherata da scienza a buon mercato e se verrà istituito un ministero delle pari opportunità anche per coloro che vogliono far crescere i loro figli

semplicemente più sani ed al riparo di questi meschini raggiri?
Ciò che consola è che, almeno, per ora, la preghiera e la meditazione non sono tassate, e forse è proprio questo il motivo che le ha fatte decadere agli occhi dei politici, pertanto approfittatene... credere è possibile anche per gli scettici più efferati.

CAPITOLO 8

QUANDO LA MUSICA ALZA IL pH

Se musica è nutrimento d'amore continuate a suonare affinché il mio cuore ne ammali e muoia...
così esordiva il Conte Orsino nella "Dodicesima notte" di William Shakespeare

La musica è un farmaco gratuito e gratificante dalle proprietà terapeutiche insperate. Non è solo l'orecchio l'organo acustico per eccellenza, ma tutto l'organismo possiede capacità vibratorie, pertanto ogni cellula può fungere da recettore di suoni.
Molti medici e naturopati sono oramai concordi nel consigliare le note per far star bene la gente, ma anche per offrire loro un aiuto utile a superare alcuni disturbi. In particolare, "fare musica" in gruppo sembra aiutare molto, specialmente gli appartenenti alla terza età, creando un momento di socialità che tende a cementare e migliorare i rapporti con gli altri.
Divertirsi suonando e/o cantando migliora lo stato del sistema neurovegetativo, gratificando l'esecutore e non solo l'ascoltatore, mantenendo nel contempo una buona coordinazione neuromotoria correlata all'abilità fisica richiesta. La musica aiuta a stimolare intelligenza, memoria e concentrazione.
Gli obiettivi più entusiasmanti si raggiungono con gli anziani, che si scoprono spesso fortemente motivati a mantenersi in forma partecipando attivamente e con entusiasmo alle attività musicali.
Ecco in quali attività musicali è meglio applicarsi e con quali benefici.

Cantare. Con la pratica del karoke che prescrivo spesso come terapia ai miei pazienti si ricalca il significato energetico TERAPEUTICO-INDISCUTIBILE del canto corale, si realizzano momenti di socializzazione e d'informazione culturale.
Nei numerosi locali attrezzati all'uopo e nei cori amatoriali, ormai presenti in quasi tutte le realtà urbane, si realizzano momenti di intensa dinamizzazione terapeutica che consentono spesso di evitare la somministrazione di psicofarmaci

a pazienti cosiddetti depressi e ansiosi.
Interessanti studi eseguiti sulla neurofisiologia della musica da Critchley ed Henderson confermerebbero l'esistenza di almeno tre meccanismi neurofisiologici in grado di giustificare una risposta alcalinizzante, oppure acidificante, allo stimolo musicale.

1. La musica raggiungerebbe direttamente quell'area del cervello preposta alle risposte emotive denominata sistema limbico, dialogando direttamente con l'innato individuale in termini macchina, bypassando la corteccia cerebrale normalmente coinvolta nella gestione della parola parlata.
2. La musica è un ottimo strumento per riorganizzare la sinergia funzionale tra i due emisferi cerebrali. Infatti, la risonanza acustica indotta dai suoni attiverebbe alcuni gruppi di neuroni ubicati nel corpo calloso che avrebbero particolare rilevanza nel ripristino della coordinazione armonica dei due lobi cerebrali.
Molto utile il suo utilizzo specialmente nei bambini affetti da dislessia (cattiva coordinazione tra i due emisferi cerebrali).
3. Una musica rasserenante e tranquillizzante, eseguita con un ritmo simile come frequenza a quello cardiaco (70/min), si è dimostrata capace, in un campione di pazienti da noi esaminati, di alcalinizzare il pH urinario e salivare incrementando la sintesi di importanti neurotrasmettitori, denominati endorfine, costituite da catene di aminoacidi capaci di modulare la risposta individuale al dolore ed alla depressione. Pensate che vantaggio mangiarsi una bella porzione di verdure crude ascoltando una piacevole aria di Debussy e la sostanziale differenza dal masticare una bistecca di manzo con il sottofondo di un rock scatenato. Entrambe le musiche possono essere gradevoli, ma sicuramente utilizzabili in frangenti differenti, poiché diverso è l'effetto che il loro ascolto può provocare. Converrete che per addormentarsi è più consono ascoltare un'*Ave Maria* di Schubert, piuttosto che lo scatenato rock di *Smoke on the water* dei Deep Purple. Certo, quando si ha sonno si dorme anche con le cannonate, come si suol dire, ma tutto ciò è stress, e il fatto che il fisico apparentemente sembri tollerarlo non deve essere un invito ad abusarne, poiché raggiunto un certo livello di saturazione, che può essere messo meglio in risalto con le valutazioni individuali del pH (urinalisi domiciliare), si verificano fenomeni di rottura... e non solo di timpani.

Uno degli aspetti che caratterizzerà il prossimo millennio sarà quello di scivolare sempre più sulla lama del rasoio dello stress che la vita di tutti i giorni sembra imporci. In realtà, siete sempre e solo voi gli artefici del vostro destino e potete trovare più spazio per la vostra musica, ovvero per voi.
Il Cristo stesso, di estrazione esse-

nica, apparteneva a questo gruppo etnico che utilizzava la musica come strumento di guarigione.
Cantare fa bene a tutto l'essere umano, ma in particolare al 4° e al 3° chakra che regolano, rispettivamente l'afflusso e l'uscita delle energie dall'apparato respiratorio e da quello digestivo.

Danzare. Ballare, seguendo una coreografia o liberamente, aiuta ad interagire con il gruppo; semplici esercizi motori, a tempo di musica, riattivano la circolazione sanguigna, aumentano il tono muscolare e allentano l'irrigidimento. Molti dei miei pazienti, specialmente coloro che presentano un temperamento rigido e strutturato, regolato da una profonda attenzione per la morale e la disciplina nella loro vita, solerti ed indefessi lavoratori, traggono dalla prescrizione della danzaterapia sensazionali cambiamenti d'umore, aumento della fiducia in se stessi, mantenimento o riacquisizione dell'autonomia e superamento dei momenti di solitudine e apatia.
Molti pazienti affetti da autismo sembrano rinascere a nuova vita con la semplice frequentazione di una classe di danza, dove musica e ballo creano un'alchimia travolgente di armonia e luce, che sono condizioni irrinunciabili per la guarigione del corpo, della mente e dello spirito.
Cari colleghi, non temete di essere etichettati frivoli e superficiali se deciderete di prescrivere karaoke, danza e musiche varie, ma osate e vedrete risuonare il vostro cuore con quello dei vostri pazienti nella dolce ed eterna melodia che da sempre echeggia nei cori dell'universo.

Ascoltare. Nell'applicazione della musicoterapia si utilizzano composizioni note, caratterizzate da brevi stacchi musicali la cui finalità è quella di aumentare la concentrazione, l'attenzione, la memorizzazione e la produzione linguistica e per valorizzare emozioni, sensazioni, sentimenti ed affetti.
Musiche registrate, preselezionate, consentono, se ben utilizzate, di ridurre la tensione e favorire il rilassamento neuromuscolare anche tramite l'uso del biofeedback.
Mentre la lettura di una partitura attiva le funzioni dell'emisfero razionale sinistro, l'ascolto di musica stimola un aumento dell'attività cerebrale dell'emisfero destro creativo-emozionale.

Creatività. La costruzione di strumenti musicali elementari come flauti ed ocarine con canne od anche con materiale di recupero, potenzia la creatività e l'estroversione, e il recupero della destrezza manuale compromessa da esiti di traumi o pregresse malattie e deficit mentali acquisiti e congeniti.

Suonare. Suonare strumenti musicali stimola, attivandole, le funzioni cerebrali, incrementando lo spirito d'iniziativa e la collaboratività

specialmente negli anziani e nei soggetti affetti da deficit cognitivi e mentali.
L'inizio dell'età pensionabile, complice l'inattività che spesso ne consegue induce, con maggior facilità l'insorgenza di patologie cardiovascolari e deficit funzionali cerebrali spesso accompagnati da uno stile di vita rinunciatario".

CAPITOLO 9

ISTRUZIONI FINALI
per l'uso del programma dieta pH.

Rammentate che il programma dieta pH non è un cardine rigido ed assoluto, ma solamente un insieme di suggerimenti di come si deve mangiare. Nulla vieta che possiate sostituire degli ingredienti che non vi soddisfano o che non vi piacciono.

Per le verdure specialmente non sono specificati i quantitativi, poiché in realtà potete mangiarne a volontà.

Se il tempo incalza e non potete concedervi di consumare complesse ed elaborate insalate utilizzate il cocktail alcalinizzante (Orthoplus), e la vostra alcalinità, passaporto per la salute ortomolecolare, verrà salvata.

L'80% di ogni pasto dovrebbe essere costituito da verdure e frutta, quest'ultima da consumarsi ad almeno un'ora di distanza dai pasti regolamentari.

VERDURE-ORTAGGI

Quando parliamo di verdure intendiamo tutte le verdure a foglia verde (ruchetta, insalate, bietole, valerianella, bietola da costa, cicoria, spinaci, cicoria belga, indivia riccia, sedano di montagna, pak choi, scarola, acetosa, radicchio rosso, crescione).

Per evitare il sabotaggio della noia in cucina usate scaltramente le spezie, che se usate anche in minima quantità e con cura possono cambiare la fisionomia di un piatto (basilico, foglie di alloro, cerfoglio, erba cipollina, foglie di coriandolo, foglie di aneto, melissa, maggiorana, menta, origano, prezzemolo, rosmarino, salvia, santoreggia, dragoncello, timo, semi di finocchio, pepe, peperoncino, ecc.).

Evitare aceto o limone su verdura e frutta, in particolar modo quando in un pasto sono presenti dei carboidrati.

Purtuttavia l'uso del limone per condire la verdura previene la trasformazione dei nitrati in nitriti e la formazione di nitrosammine.

Ottima procedura, valida per una buona digestione, è quella di scottare le verdure durante i periodi freddi.

Durante tutto l'anno cercare sempre di consumare prodotti freschi, preferibilmente di produzione locale.

Evitare, possibilmente, gli alimenti che nella propria zona di residenza sono fuori stagione.

CEREALI

Mangiare, se possibile, solo cereali di produzione biologica e integrali e loro derivati (per alcuni soggetti è necessario introdurli con gradualità):

- Riso biologico integrale o semintegrale (con frequenza).
- Pasta e pane prodotti con farine biologiche o integrali.
- Mais o granoturco, orzo mondo, preferibilmente nei periodi caldi.
- Semolone integrale (cous-cous), oppure altri derivati del frumento come Pil pil, bulgher, ecc.

Oppure altri cereali consigliati dal medico curante in funzione della stagione o della patologia. Sono da preferire i cereali a chicchi o macinati di fresco. Non abusare dei prodotti da forno. I cereali e derivati possono essere accoppiati tra di loro, a verdure fresche crude o verdure cotte. In casi particolari non accoppiarli al pane o alle patate.
Si richiama ancora l'attenzione sul fatto che i cereali sono acidificanti, soprattutto se la persona è sedentaria, poiché forniscono acidi deboli facilmente eliminati per via polmonare in presenza di una normale ossigenazione.

PRODOTTI ANIMALI

Nei casi più gravi sarebbe opportuno limitare l'introduzione delle proteine animali (carne, salumi, uova e formaggio) per 3-4 settimane. Negli altri casi è preferibile consumare i prodotti animali sempre a mezzogiorno (pranzo) e non più di 1-2 volte alla settimana. Evitare la cottura alla brace e le fritture frequenti. La carne bianca è da preferire alla carne rossa.
Il pesce in generale è da preferire alle altre proteine animali per la minor presenza di basi puriniche e pirimidiniche e, soprattutto, per il basso contenuto di grassi saturi e la maggior concentrazione di grassi insaturi. Accoppiare i prodotti animali solo a verdure fresche crude e a verdure cotte.
Preferire in questo pasto verdure a foglia, cioè: non accoppiare mai i prodotti animali tra di loro (carne+pesce+latticini) oppure a legumi, a cereali e derivati. In modo particolare occorre non associare le proteine animali con amidi (pane, pasta) o con verdure ad alto contenuto di amidi (patate, topinambur) oppure a frutta oleosa. La carne vegetale di glutine può essere accompagnata ai cereali e loro derivati.

REGOLE SUI LEGUMI

1. Se decidete di mangiare legumi assumeteli solo a mezzogiorno (pranzo) e non troppo spesso.
2. La razione dei legumi secchi deve essere di 1 o 2 cucchiai a crudo; si può raddoppiare la dose con i legumi freschi teneri.
3. Mangiare solo legumi freschi teneri di stagione e non inscatolati.
4. Non abbinare mai i legumi a pro-

dotti animali, consumarli preferibilmente isolati.
5. È tollerato l'accoppiamento dei legumi con cereali e loro derivati.
6. Ottima la combinazione dei legumi con le verdure.
7. Consumare legumi preferibilmente in inverno piuttosto che in estate.
8. Se fate vita sedentaria e soffrite di disturbi intestinali è preferibile che non eccediate con i legumi.
9. Non utilizzare mai l'acqua in cui i legumi sono stati a bagno.
10. È preferibile non usare la pentola a pressione, ma la cottura a fuoco lento.
11. Salare a fine cottura con sale grezzo marino evitando accuratamente quello raffinato.

LA COMBINAZIONE DEI CIBI

Gli alimenti ingeriti, una volta subita una primaria digestione a livello gastrico, raggiungono l'intestino sotto forma di miscela di proteine, grassi e carboidrati per i quali sono necessari diversi tipi di enzimi con attività ottimali a un pH variabile. Abbiamo già riportato l'esempio di una mistura omogenea parzialmente digerita dei tre tipi di cibo all'interno dell'intestino tenue: se ad esempio il pH è 8, gli enzimi preposti alla digestione dei grassi e delle proteine saranno in grado di lavorare al meglio, ma non sarà così per gli enzimi deputati alla digestione dei carboidrati che richiedono un pH 6. In altre parole, i carboidrati presenti nella mistura non verranno digeriti in modo adeguato, provocando fermentazione intestinale, causata dalla decomposizione batterica, gonfiore, flatulenza, stipsi e/o diarrea, situazioni queste spesso definite cripticamente colite, colite spastica, colite neurogena, megacolon, dolicomegacolon, ecc. La diagnosi roboante non deve appagare più di tanto, perché in realtà essa aiuterà soltanto a far ristagnare le vostre intenzioni. Tornando a casa dai propri cari sarà sicuramente più eroico e confortante poter affermare di essere portatori di cotanta malattia, piuttosto che dover mestamente ammettere di aver fatto un'indigestione o di aver perpetrato una sistematica politica di autodistruzione nutrizionale della propria vita.
In società, mentre si discorre del disavanzo della spesa pubblica sanitaria, è decisamente più chic parlare di un megacolon tossico che vi perseguita, piuttosto che esordire meschinamente nel bel mezzo della conversazione con ragguagli dettagliati su come la golosità per i rigatoni alla puttanesca vi faccia intonare, e non certo con il laringe, arie non propriamente a sfondo musicale.
Il duodeno non tollera l'eccessiva acidificazione e qualora questa si dovesse verificare la digestione dei grassi viene compromessa provocandone la decomposizione. Tale processo si verificherà nell'intestino tenue prima e nel colon poi, generando uno squilibrio tra il pro-

cesso di fermentazione, quello di putrefazione e la liberazione di sostanze altamente tossiche (scatolo, indolo, fenoli, putrescina, ammoniaca, ecc.). I tempi della digestione con associazioni scorrette degli alimenti possono prolungarsi fino a 5 ore nello stomaco e fino a 7 ore nell'intestino.
Provate a prendere del succo di limone (acido) e mescolarlo con del bicarbonato di sodio (alcalino): osserverete una marea montante in ebolizione.
Questo è esattamente ciò che si verifica nel vostro sistema digerente quando non rispettate le compatibilità alimentari.
Ovviamente quando si accenna agli effetti dell'associazione carboidrati (amidi e zuccheri) e proteine, s'intende un'alta concentrazione di proteine e un'alta concentrazione di amidi (come ad esempio carne e pasta) e non piccole quantità come quelle che troviamo associate in molti alimenti.
La carne contiene sì carboidrati (e proteine), ma sotto forma di glicogeno. I cereali contengono sì proteine (e carboidrati) ma sono incomplete e non in forma così concentrata come nella carne.

ASSOCIAZIONI PERICOLOSE

- Frutta (soprattutto quella acida) e proteine (carne, pollo, pesce, legumi, noci, uova, latticini);
- frutta acida e frutta dolce;
- proteine e cereali;
- proteine di tipi diversi;
- proteine e amidi;
- amidi e frutta acida;
- agrumi, mele, meloni e prugne;
- carboidrati e proteine;
- carboidrati a corta catena carboniosa (zuccheri) e proteine;
- carboidrati a corta catena carboniosa (zuccheri) e amidi.

ASSOCIAZIONI CORRETTE

- Cereali e frutta (sebbene sia preferibile consumare la frutta sempre da sola);
- semi oleaginosi e non e frutta;
- verdure e cereali;
- verdure e proteine;
- proteine e cereali non acidi;
- i vari tipi di frutta secca.

In riferimento alla presente classificazione energetica, è curioso costatare come venga confermata dalla moderna bioelettronica una considerevole energia vitale alla frutta e alle verdure fresche. Nella dietetica della MTC (Medicina Tradizionale Cinese) troviamo gli stessi alimenti caratterizzati dalla definizione "Jing" la quale viene qui usata per esprimere l'idea di freschezza di un alimento contenente un'energia vitale molto elevata. Attraverso questi elementi ne deriva all'organismo energia fisica ed energia vitale Qi.
Parlando di verdura e di frutta è implicito che rientra in questa classificazione solo quella di stagione, fresca, raccolta da poco, evitando quella proveniente dalle altre regioni perché raccolta non matura

molti giorni prima (mesi, in alcuni casi) e conservata in frigoriferi o per mezzo di sostanze chimiche.

ALGHE
Le alghe sono preziose alleate, purché usate in piccole dosi da aspergere sapientemente sui vostri verdi contorni; sono ricche di ferro, iodio e preziosi oligoelementi.

OLI
Per l'uso dell'olio siate tassativi ed utilizzate solo olio extravergine d'oliva, di sicura provenienza, a bassa acidità naturale, molato a pietra e separato meccanicamente. L'olio va conservato ed acquistato in contenitori oscurati e mai in bottiglie trasparenti, perché tende ad ossidarsi nel volgere di pochi minuti al cospetto della semplice luce naturale, sviluppando composti tossici per la salute denominati perossidi, che aumentano la quantità di radicali liberi circolanti capaci di attaccare, distruggendole, strutture delicatissime come i lipidi delle pareti delle membrane cellulari, all'interno delle quali è contenuta la scatola nera del DNA.

DOLCIFICANTI
Piuttosto che sostituire un tipo di zucchero con un altro, è preferibile controllare il consumo diminuendone la quantità totale. Dal punto di vista nutritivo non c'è poi gran differenza tra lo zucchero bianco e quello scuro, ma quest'ultimo contiene qualche fibra in più e non è stato sottoposto a processi di raffinazione che tendono ad acidificarne la struttura.
Lo sciroppo d'acero è meno dolce dello zucchero e contiene alcuni minerali organici, tra i quali va menzionato il calcio in particolare.

LATTE
È un alimento determinante in certe fasi della vita, ma molti mammiferi perdono la capacità dopo lo svezzamento, di assimilarlo poiché le cellule della mucosa del sistema digerente producenti la lattasi, l'enzima preposto alla sua degradazione, si atrofizzano (per ulteriori delucidazioni vedere capitolo specifico).
Nel complesso i menù sono genuini ed ampliabili a vostro piacimento, purché nel rispetto del controllo dei valori pH urinari mattutini, che potrete eseguire con le cartine allegate.
Se al risveglio vi accorgete di avere un pH 5, correte ai ripari e trascorrete una giornata da autentico vegetariano, fintantoché il vostro pH non ritorni su valori più salutari, compresi tra il 6 ed il 7-7.5. Se invece quando aprite gli occhi avete la piacevole sorpresa di piazzare un bel pH urinario di 7.5, potete anche fare una piccola eccezione alla regola ed assaggiare qualche manicaretto in più, se proprio lo desiderate, perché la vostra riserva bancaria alcalina ve lo consente (vedi capitolo urinalisi). Con questo approccio i periodi di transizione alimentare saranno più facili da affrontare e supererete da gran

campioni la dirittura di arrivo vincendo l'agognato trofeo della salute e, cosa più importante, avrete imparato come gestire la vostra nutrizione, ovvero la vostra vita, senza necessariamente dire addio ai vecchi piaceri della tavola.
Se siete affetti da qualche particolare patologia sarà opportuno consultare un medico prima d'intraprendere la nuova alimentazione; potreste eseguire un ALITEST @ (test citotossico delle Intolleranze alimentari, vedi Appendice). Questo test fa parte integrante del programma dieta pH e se dovessero insorgere dubbi o disturbi con l'assunzione di particolari alimenti questo esame contribuirà a dirimerli.
Buon appetito con la Dieta pH!

CAPITOLO 10

ESEMPI DI GIORNATE ALIMENTARI

PASTI	Calorie	Proteine (gr.)	Grassi (gr.)	Carboidrati (gr.)
COLAZIONE				
1 tazza di riso integrale in umido	230	5	1	50
2 cucchiai di miele	130	0	0	34
2 fette di pane integrale tostato	140	6	2	26
1 cucchiaino di burro	50	T*	6	T*
1 cucchiaio di marmellata	55	T*	T*	14
2 bicchieri di succo di frutta o verdura	230	T*	T*	58
PRANZO				
2 misurini di Cocktail Alcalinizzante** in un bicchiere di succo o di centrifugato di frutta	196	7 1/2	1	38
CENA				
2 misurini di Cocktail Alcalinizzante** in un bicchiere di succo o di centrifugato di frutta	196	7 1/2	1	38
TOTALE	**1227**	**26**	**11**	**258**
IDEALE	**1250**	**30**	**10**	**250**

* T = tracce

** Cocktail Alcalinizzante = in vendita nelle farmacie omepatiche

PASTI	Calorie	Proteine (gr.)	Grassi (gr.)	Carboidrati (gr.)
COLAZIONE				
1 Tazza di riso integrale bagnato	230	5	1	50
1 cucchiaio di miele o sciroppo di acero	65	0	0	17
2 pesche al naturale	70	2	T*	20
1 fetta di pane integrale tostato	70	3	1	13
1/2 cucchiaino di burro	50	T*	6	T*
1 cucchiaio di marmellata	55	T*	T*	14
SPUNTINO				
2 pesche al naturale	70	2	T*	20
PRANZO				
2 misurini di Cocktail Alcalinizzante** in un bicchiere di succo o di centrifugato di frutta	196	7 1/2	1	38
SPUNTINO				
3 fette di melone pesate con la buccia sia 1 ora prima che 1 ora dopo il pasto costituito dal Cocktail Alcalinizzante**	232	4	3	52
CENA				
2 misurini di Cocktail Alcalinizzante** in un bicchiere di succo o di centrifuga di frutta	196	7 1/2	1	38
TOTALE	**1234**	**31**	**13**	**262**
IDEALE	**1250**	**30**	**10**	**250**

* ** } vedi note a pag. 105

PASTI	Calorie	Proteine (gr.)	Grassi (gr.)	Carboidrati (gr.)
COLAZIONE				
1 bicchiere di succo di frutta	115	T*	T*	29
1 uovo in camicia	80	6	6	1
2 fette di pane integrale tostato	140	6	2	26
1 cucchiaino di burro	35	T*	4	T*
1 cucchiaio di marmellata	55	T*	T*	14
PRANZO				
2 misurini di Cocktail Alcalinizzante** in un bicchiere di succo o di centrifugato di frutta	196	7 1/2	1	38
1 bicchiere di succo di frutta	115	T*	T*	29
CENA				
2 misurini di Cocktail Alcalinizzante** in un bicchiere di succo o di centrifugato di frutta	196	7 1/2	1	38
2 pesche al naturale	70	2	T*	20
SPUNTINO				
1 bicchiere di succo di frutta	115	T*	T*	29
TOTALE	**1117**	**29**	**14**	**224**
IDEALE	**1250**	**30**	**10**	**250**

*, ** } vedi note a pag. 105

PASTI	Calorie	Proteine (gr.)	Grassi (gr.)	Carboidrati (gr.)
COLAZIONE				
1 1/2 di bicchiere di cereali tipo Corn Flakes o quinoa od amaranthus bollito	110 100	2 3	T* 1	24 23
1 bicchiere di latte magro(2% di grassi)	120	8	5	11
2 fette di pane di frumento intero tostato	140	6	2	26
1 cucchiaio di zucchero bianco	45	0	0	12
1 cucchiaio di marmellata	110	T*	T*	28
2 bicchieri di succo di frutta o verdura	230	T*	T*	58
PRANZO				
2 misurini di Cocktail Alcalinizzante** in un bicchiere di succo o di centrifugato di frutta	196	7 1/2	1	38
CENA				
2 misurini di Cocktail Alcalinizzante** in un bicchiere di succo o di centrifugato di frutta	196	7 1/2	1	38
TOTALE	**1147**	**31**	**9**	**236**
IDEALE	**1250**	**30**	**10**	**250**

*
** } vedi note a pag. 105

PASTI	Calorie	Proteine (gr.)	Grassi (gr.)	Carboidrati (gr.)
COLAZIONE				
2 pesche	70	2	1	20
2 frittelle di frumento intero	110	4	4	12
1 uovo in camicia	80	6	6	1
2 cucchiai di sciroppo di acero o di malto di riso	112	0	0	32
2 bicchieri di succo di frutta o verdure	230	0	0	58
PRANZO				
2 misurini di Cocktail Alcalinizzante** in un bicchiere di succo o di centrifugato di frutta	196	7 1/2	1	38
CENA				
2 misurini di Cocktail Alcalinizzante** in un bicchiere di succo o di centrifugato di frutta	196	7 1/2	1	38
1 bicchiere di succo frutta	115	T*	T*	29
TOTALE	**1119**	**27**	**13**	**228**
IDEALE	**1250**	**30**	**10**	**250**

* } vedi note a pag. 105
**

PASTI	Calorie	Proteine (gr.)	Grassi (gr.)	Carboidrati (gr.)
COLAZIONE				
1 1/2 tazza di farina d'avena o fiocchi integrali senza zucchero aggiunto	217	9	3	37
2 cucchiai di miele di castagno o propria scelta o di sciroppo d'acero	130	0	0	34
1 1/2 cucchiaino di burro	50	T*	6	T*
1 fetta di pane di frumento intero tostato	70	3	1	13
1 cucchiaino di marmellata	55	T*	T*	14
1 bicchiere di succo di frutta	115	T*	T*	29
PRANZO				
2 misurini di Cocktail Alcalinizzante** in un bicchiere di succo o di centrifugato di frutta	196	7 1/2	1	38
1 bicchiere di succo di frutta	115	T*	T*	29
CENA				
2 misurini di Cocktail Alcalinizzante** in un bicchiere di succo o di centrifugato di frutta	196	7 1/2	1	38
TOTALE	**1144**	**27**	**12**	**232**
IDEALE	**1250**	**30**	**10**	**250**

* } vedi note a pag. 105
** }

PASTI	**Calorie**	**Proteine (gr.)**	**Grassi (gr.)**	**Carboidrati (gr.)**
COLAZIONE				
4 frittelle di frumento intero o di quinoa od amaranthus	220	8	8	24
2 cucchiai di sciroppo di acero o di malto di riso o miele purissimo di acacia	122	0	0	32
2 bicchieri di succo di frutta	230	0	0	58
PRANZO				
2 misurini di Cocktail Alcalinizzante** in un bicchiere di succo o di centrifugato di frutta	196	7 1/2	1	38
1 banana	105	1	1	27
CENA				
2 misurini di Cocktail Alcalinizzante** in un bicchiere di succo o di centrifugato di frutta	196	7 1/2	1	38
1 bicchiere di succo di frutta	115	0	0	29
TOTALE	**1184**	**24**	**11**	**246**
IDEALE	**1250**	**30**	**10**	**250**

* } vedi note a pag. 105
** }

PASTI	Calorie	Proteine (gr.)	Grassi (gr.)	Carboidrati (gr.)
COLAZIONE				
2 misurini di Cocktail Alcalinizzante** in un bicchiere di succo o di centrifugato di frutta	196	7 1/2	1	38
1 bicchiere di succo di frutta	115	T*	T*	29
PRANZO				
2 misurini di Cocktail Alcalinizzante** in un bicchiere di succo o di centrifugato di frutta	196	7 1/2	1	38
1 bicchiere di succo di frutta	115	T*	T*	29
CENA				
2 cavolfiori al naturale	60	4	T*	12
1 granturco dolce	85	3	1	19
1 1/2 cucchiaino di burro	50	T*	6	T*
1 bicchiere di frullato di frutta estiva	35	2	1	8
2 bicchieri di passato di mela senza zucchero	210	T*	T*	56
2 tazze di insalata	80	5	T*	15
condimento	65	0	0	21
2 pesche al naturale	70	2	T*	20
TOTALE	**1277**	**31**	**10**	**285**
IDEALE	**1250**	**30**	**10**	**250**

* } vedi note a pag. 105
** }

PASTI	Calorie	Proteine (gr.)	Grassi (gr.)	Carboidrati (gr.)
COLAZIONE	196	7 1/2	1	38
2 misurini di Cocktail Alcalinizzante** in un bicchiere di succo o di centrifugato di frutta	115	T*	T*	29
PRANZO				
2 misurini di Cocktail Alcalinizzante** in un bicchiere di succo o di centrifugato di frutta	196	7 1/2	1	38
CENA				
1 patata bianca cucinata al forno con la buccia (230 gr.)	220	5	T*	51
1 1/2 cucchiaino di burro	50	T*	6	T*
2 tazze di cavolo cotto	60	2	T*	14
2 tazze di foglie di lattuga tritata	20	2	T*	4
condimento	65	0	0	21
1 tazza di carote cotte al naturale	70	2	T*	16
1 tazza di asparagi	45	5	1	8
SPUNTINO				
1 tazza di succo di frutta	115	T*	T*	29
TOTALE	**1037**	**31**	**9**	**219**
IDEALE	**1250**	**30**	**10**	**250**

* } vedi note a pag. 105
** }

PASTI	Calorie	Proteine (gr.)	Grassi (gr.)	Carboidrati (gr.)
COLAZIONE				
2 misurini di Cocktail Alcalinizzante** in un bicchiere di succo o di centrifugato di frutta	196	7 1/2	1	38
PRANZO				
2 misurini di Cocktail Alcalinizzante** in un bicchiere di succo o di centrifugato di frutta	196	7 1/2	1	38
CENA				
1 tazza di fagioli bianchi in scatola	25	2	T*	6
1 1/2 cucchiaino di burro	50	T*	6	T*
foglia di lattuga al burro	20	2	T*	4
1 pomodoro 2 o 3 volte al giorno	25	1	T*	5
1 peperone verde intero	20	1	T*	4
6 cipolle verdi	10	1	T*	2
6 fette di cetriolo con la scorza, 2 1/2 volte al dì	5	T*	T*	T*
condimento	65	0	0	21
2 tazze di passato di mela zuccherato	390	T*	T*	102
1/2 tazza di fagioli Lima in scatola	130	8	T*	25
TOTALE	**1132**	**30**	**8**	**102**
IDEALE	**1250**	**30**	**10**	**250**

* } vedi note a pag. 105
**

PASTI	Calorie	Proteine (gr.)	Grassi (gr.)	Carboidrati (gr.)
COLAZIONE				
2 misurini di Cocktail Alcalinizzante** in un bicchiere di succo o di centrifugato di frutta	196	7 1/2	1	38
1 bicchiere di succo	115	T*	T*	29
PRANZO				
2 misurini di Cocktail Alcalinizzante** in un bicchiere di succo o di centrifugato di frutta	196	7 1/2	1	38
2 banane	210	2	2	54
CENA				
1/2 tazza di piselli surgelati, cotti	62	4	T*	11
quinoa od amaranthus bolliti a fuoco lento (120gr.)	115	2	T*	28
1 cucchiaino di burro	35	T*	4	T*
insalata	80	5	T*	15
condimento	65	0	0	21
TOTALE	**1074**	**28**	**8**	**234**
IDEALE	**1250**	**30**	**10**	**250**

* } vedi note a pag. 105
** }

PASTI	Calorie	Proteine (gr.)	Grassi (gr.)	Carboidrati (gr.)
COLAZIONE				
2 misurini di Cocktail Alcalinizzante** in un bicchiere di succo o di centrifugato di frutta	196	7 1/2	1	38
1 bicchiere di succo di frutta	115	T*	T*	29
PRANZO				
2 misurini di Cocktail Alcalinizzante** in un bicchiere di succo o di centrifugato di frutta	196	7 1/2	1	38
CENA				
150 gr. di sbramato di risone integrale, bollito a fuoco lento (3 parti di acqua ed 1 di riso)	230	4	T*	56
1 1/2 cucchiaino di burro	50	T*	6	T*
insalata	80	5	T*	5
condimento	65	T*	T*	21
2 tazze di fagioli verdi in scatola	50	4	T*	12
2 tazze di passato di mela senza zucchero	210	T*	T*	56
5 pomodori / ciliegie	25	1	T*	5
TOTALE	**1217**	**29**	**8**	**270**
IDEALE	**1250**	**30**	**10**	**250**

* }
** } vedi note a pag. 105

PASTI	Calorie	Proteine (gr.)	Grassi (gr.)	Carboidrati (gr.)
COLAZIONE				
2 misurini di Cocktail Alcalinizzante** in un bicchiere di succo o di centrifugato di frutta	196	7 1/2	1	38
1 bicchiere di succo (a colazione o a cena)	115	T*	T*	29
PRANZO				
2 misurini di Cocktail Alcalinizzante** in un bicchiere di succo o di centrifugato di frutta	196	7 1/2	1	38
CENA				
mais dolce	170	6	2	38
insalata	80	5	T*	15
condimento	65	T*	T*	21
1 tazza di fagioli verdi in scatola	25	2	T*	6
1 tazza di carote fresche cucinate	70	2	T*	16
1 1/2 cucchiaino di burro	50	T*	6	T*
1 bicchiere di spremuta di frutta estiva	35	2	1	8
2 bicchieri di passato di mela non zuccherato	210	T*	T*	56
TOTALE	**1212**	**32**	**11**	**265**
IDEALE	**1250**	**30**	**10**	**250**

* } vedi note a pag. 105
**

PASTI	Calorie	Proteine (gr.)	Grassi (gr.)	Carboidrati (gr.)
COLAZIONE				
2 misurini di Cocktail Alcalinizzante** in un bicchiere di succo o di centrifugato di frutta	196	7 1/2	1	38
PRANZO				
2 misurini di Cocktail Alcalinizzante** in un bicchiere di succo o di centrifugato di frutta	196	7 1/2	1	38
CENA				
patata bianca cucinata al forno con la buccia(230 gr.)	220	5	T*	51
1 1/2 cucchiaino di burro	50	T*	6	T*
insalata	80	5	T*	15
condimento	65	0	0	21
2 pomodori, 3 o 5 volte al dì	25	1	T*	5
1 tazza di fagioli verdi in scatola	25	2	T*	6
1 tazza di carote cucinate al naturale	70	2	T*	16
SPUNTINO				
1 banana	105	1	1	27
1 tazza di more fresche	80	1	1	20
1 bicchiere di succo di frutta	115	T*	T*	29
TOTALE	**1227**	**37**	**10**	**266**
IDEALE	**1250**	**30**	**10**	**250**

*
** } vedi note a pag. 105

PASTI	**Calorie**	**Proteine (gr.)**	**Grassi (gr.)**	**Carboidrati (gr.)**
COLAZIONE				
1/2 tazza di farina d'avena	217	9	3	37
1 cucchiaio di sciroppo d'acero	61	0	0	16
1 fetta di pane di frumento intero tostato	70	3	1	13
2 pesche al naturale	70	2	T*	20
1 cucchiaio di burro	35	T*	4	T*
PRANZO				
2 misurini di Cocktail Alcalinizzante** in un bicchiere di succo o di centrifugato di frutta	196	7 1/2	1	38
1 tazza di lamponi freschi	60	1	1	14
1 banana	105	1	1	27
CENA				
2 misurini di Cocktail Alcalinizzante** in un bicchiere di succo o di centrifugato di frutta	196	7 1/2	1	38
2 pesche al naturale	70	2	T*	20
TOTALE	**1080**	**33**	**12**	**223**
IDEALE	**1250**	**30**	**10**	**250**

* ** } vedi note a pag. 105

MENU INVERNALE

PASTI	Calorie	Proteine (gr.)	Grassi (gr.)	Carboidrati (gr.)
COLAZIONE				
1 uovo sodo	80	6	6	1
patata bollita, tagliata e condita 115 gr.	110	2 1/2	T	27
1 cucchiaio di burro per condire la patata	35	T*	4	T*
PRANZO				
2 misurini di Cocktail Alcalinizzante** in un bicchiere di succo o di centrifugato di frutta	196	7 1/2	1	38
1 bicchiere di succo	115	T*	T*	29
1 banana	105	1	1	27
CENA				
2 misurini di Cocktail Alcalinizzante** in un bicchiere di succo o di centrifugato di frutta	196	7 1/2	1	38
2 tazze di pesche in scatola non zuccherate	220	4	0	58
230 gr di yogurt alla frutta	230	10	2	43
TOTALE	**1287**	**38 1/2**	**15**	**261**
IDEALE	**1250**	**30**	**10**	**250**

* } vedi note a pag. 105
**

PASTI	Calorie	Proteine (gr.)	Grassi (gr.)	Carboidrati (gr.)
COLAZIONE				
2 misurini di Cocktail Alcalinizzante** in un bicchiere di succo o di centrifugato di frutta	196	7 1/2	1	38
1 banana	105	1	1	27
PRANZO				
2 misurini di Cocktail Alcalinizzante** in un bicchiere di succo o di centrifugato di frutta	196	7 1/2	1	38
1 banana	105	1	1	27
SPUNTINO				
2 arance	120	2	T*	30
CENA				
1 tazza di fagioli (di qualunque tipo) secchi	230	15	1	45
1 tazza di carote surgelate	55	2	T*	12
1 fetta di pane di frumento intero	70	3	1	13
1 1/2 cucchiaino di burro	50	0	6	
insalata	80	5	T*	15
condimento	65	0	0	21
TOTALE	**1272**	**44**	**12**	**266**
IDEALE	**1250**	**30**	**10**	**250**

* } vedi note a pag. 105
**

PASTI	Calorie	Proteine (gr.)	Grassi (gr.)	Carboidrati (gr.)
COLAZIONE				
2 misurini di Cocktail Alcalinizzante** in un bicchiere di succo o di centrifugato di frutta	196	7 1/2	1	38
1 tazza di pesche in scatola senza zucchero	110	2	0	29
PRANZO				
2 misurini di Cocktail Alcalinizzante** in un bicchiere di succo o di centrifugato di frutta	196	7 1/2	1	38
CENA				
1 tazza di verdura mista				
patata bianca cucinata al forno con la buccia (230gr.)	105	5	T*	24
1 1/2 cucchiaino di burro	220	5	T*	51
1 bicchiere di passato di mela senza zucchero	50	T*	6	T*
insalata	195	T*	T*	51
condimento	80	5	T*	15
frullato di frutti invernali	65	0	0	21
IDEALE	**1250**	**30**	**10**	**250**

* } vedi note a pag. 105
**

ALITEST @ IL TEST CITOTOSSICO DELLE INTOLLERANZE ALIMENTARI PER REGOLARIZZARE IL pH

Per sapere come cambiare la propria esistenza è fondamentale acquisire consapevolezza della propria alimentazione.
Saper mangiare non è facile, mangiare sano è ancora più difficile, anche per coloro che della nutrizione hanno fatto la loro professione.
Non è raro recarsi dal proprio medico e sentirsi arringare lungamente sull'importanza dell'astensione dal fumo, mentre il novello Cicerone vi esala nuvole pestilenziali di fumo in faccia, od ancor meglio vi erudisce sul significato del parco desinare, esibendo una carenatura addominale da far invidia al compianto Aldo Fabrizi.
Predicare bene è facile, razzolare male è più facile, sosterrebbe il poeta romanesco Gioacchino Belli, che in quanto a humor ne aveva da vendere.
Purificare il proprio organismo è il primo requisito per aspirare ad una vita serena ed in piena salute, e non si tratta di un suggestivo ed irrealizzabile miraggio; occorre solamente sapere da quale punto di partenza cominciare il proprio cammino.
Spesso sono proprio i sintomi i migliori alleati per il benessere. Sì avete capito bene, perché sono proprio loro che più ci tormentano, a metterci sul chi va là, per comprendere che il limite di tolleranza dell'organismo sta per esser superato.
Alla guida della vostra vettura non vi sognereste mai di ignorare la spia dell'olio che minacciosa lampeggia sul cruscotto e non esitereste a fermarvi immediatamente per un controllo ed un rimbocco dell'olio.
Staccare la lampadina è come assumere un farmaco e non aiuta certo a risolvere il problema, anzi la maggior parte delle volte questo atteggiamento prelude all'irreparabile grippaggio del motore, o all'insorgenza della malattia, per restare fedeli alla metafora uomo-automobile. I sintomi e le malattie sono come queste spie che ci avvertono, ascoltatele e ponete rimedio alle richieste del vostro organismo, non vi deluderà.

L'ALITEST @ tra i test citotossici è sicuramente un ottimo strumento diagnostico per aiutarci a comprendere al meglio il corretto funzionamento dell'organismo che ci è

stato affidato in uso.
Il corpo umano è stato progettato alcalino e quando ci intossichiamo mangiando gli alimenti sbagliati, eccedendo con le proteine, assumendo troppi cibi raffinati, tipo: pasta, dolci, zucchero, ecc., per esempio; oppure bevendo poco e male, rinunciando alla nostra giusta dose di serenità, dormendo poco e male e vivendo in maniera pigra ed oziosa, l'organismo si acidifica, allontanandoci da quella che una volta si definiva "la Grazia di Dio".
Insomma se Dio, Buddha, Allah o Manitù, potessero avere un pH probabilmente lo sceglierebbero alcalino!
Alcalinizzarsi significa avvantaggiarsi di un vero e proprio trampolino energetico per perseguire un livello di salute del corpo della mente e dell'anima ottimale.
L'alcalinità è il passaporto per raggiungere e sperimentare le esperienze delle vette, ove ci è consentito ascendere solo tramite il rispetto dei precetti ortomolecolari.
Alcuni secoli fa i primi asceti ed anacoreti vivevano già in fedele ossequio di tali propositi di fede che alla luce delle più recenti acquisizioni scientifiche odierne siamo riusciti ad interpretare sotto l'egida dell'alcalinità.
Quando il corpo viene usato secondo le regole con le quali è stato progettato la conseguenza è la salute globale, ortomolecolare, che si riassume sotto un unico comune denominatore: corpo, mente ed anima. In poche parole la separazione e l'acidificazione sono sinonimi, mentre l'alcalinizzazione è lo stadio metabolico richiesto per la riunificazione delle funzioni essenziali del complesso anima-mente-corpo.
Siamo in realtà anime incarcerate in un corpo, ma fintantoché lo abitiamo dobbiamo rispettarlo.
La saggezza delle prime regole monastiche già poneva particolare enfasi nel rispetto della prodigalità del mangiare, del meritato riposo, della preghiera e della meditazione, della giusta attività fisica svolta nell'orto del convento, per esempio. Anche i principi essenziali della filosofia buddista non si discostano da tale prospettiva, che trova nella *Compassion*, la massima espressione del concetto dell'alcalina serenità che un'anima appagata da un corpo rispettato promana radiosa.
Essere santi come sosterrebbe Patanjali oggi è sicuramente più difficile di qualche secolo fa. Essere santi non significa necessariamente estraniarsi dalla vita di tutti i giorni, bensì santificarla, valorizzandola, incrementando il grado di consapevolezza individuale anche attraverso la giusta e corretta alimentazione.
Provate a fare una bella seduta di meditazione trascendentale dopo aver mangiato avidamente una bistecca alla fiorentina di un chilo di peso e misuratevi per curiosità il pH delle urine. Vi accorgerete di quanto questo abbia virato verso i valori acidi. L'eccessiva acidifica-

zione indotta dall'eccesso di proteine o da cibi raffinati transmuta letteralmente il nostro stato di coscienza.
La scelta di come alimentarsi rappresenta uno dei tanti aspetti della estrinsecazione della libertà personale, ed il nostro rapporto con il mondo circostante si realizza anche in base a come e cosa noi introduciamo dentro di noi! Già Freud aveva brillantemente intuito che, insieme agli alimenti, noi digeriamo anche le nostre paure, le ansie non risolte, le cambiali scadute, i desideri mai realizzati... Insomma la nostra energia, o "Libido" se preferite, con la quale interagiamo con il mondo che ci circonda. Il decadimento della qualità dell'alimentazione umana ci espone progressivamente ad una serie di "nuove malattie", soprattutto di carattere degenerativo, che trovano facile terreno di attecchimento sul sistema immunitario, indebolito dalle continue prevaricazioni dello stress multifattoriale della civiltà. La gente, in generale, non si cura molto delle insidie che un pasto può nascondere.

L'antico aforisma Ippocratico "che il cibo sia la tua medicina e la tua medicina il tuo cibo" è per lo più ignorato o dimenticato!
La maggior parte di noi, cittadini abusivi di un secolo cresciuto troppo in fretta, dove i prati sono stati fagocitati dal cemento degli agglomerati urbani, oggi più che il "perché" vuole conoscere cosa si deve fare per sopravvivere alla nostra stessa civiltà.
Anche nel caso dell'alimentazione l'interesse è rivolto solo a ciò che si deve mangiare e alla ricetta; il perché è di secondaria importanza.
Nell'era post-antibiotica l'uso e l'abuso indiscriminato dei farmaci ha minato forse ineluttabilmente l'equilibrio del sistema immunitario, esponendoci ad un brusco incremento statistico di malattie prevalentemente virali e fungine, una volta assai meno diffuse di oggi, tipo candidosi, herpes, Aids, mononucleosi, toxoplasmosi; dai tumori alle malattie cardiovascolari quali angina, infarto miocardico, ictus cerebrale, ecc.

L'ALITEST @ (il Test Citotossico delle Intolleranze Alimentari) in questo contesto "preapocalittico" riveste un significato di ulteriore informazione da parte di un gruppo di ricercatori che reagiscono costruttivamente al pessimismo cosmico del ventesimo secolo, fornendo degli spunti di lavoro per coloro che realmente intendono modificare i propri costumi alimentari. Alcalinizzare il proprio organismo è possibile purché si realizzi un'esclusione esatta dei cibi tossici, pertanto acidificanti, tramite l'ALITEST @.
L'idea di identificare quali cibi sono realmente tossici per l'organismo non è certo nuova, ma l'aspirazione a farlo in dimensioni umane, ovvero scientificamente ripetibili e comprensibili per tutti, sicuramen-

te sì!
Se al momento della nascita acquisiamo ufficialmente il diritto alla vita, non ereditiamo, purtroppo, il "diritto alla salute"; infatti questo dobbiamo conquistarlo con fatica e, una volta raggiunto, difenderlo "con i denti!".
Proprio con i denti, perché proprio con la masticazione, o meglio con l'alimentazione, nascono i primi problemi per la gestione di questo bene ineguagliabile e deteriorabile rappresentato dalla salute.
L'ALITEST @ consente di indagare quasi 200 sostanze (di cui almeno 130 alimentari e 35 chimiche) presenti nel nostro ambiente, suddivise in gruppi e famiglie di appartenenza. Le ricerche scientifiche sulla valutazione delle reazioni del sangue cimentato con gli alimenti risalgono ad oltre settantacinque anni fa, ma solo verso la fine degli anni Sessanta, grazie al ricercatore Arthur Biack, fu realizzato il primo test definito "cito-tossico" basato sulla quantificazione delle reazioni di danneggiamento dei globuli bianchi confrontati con una serie di alimenti. Da allora molta acqua è passata sotto i ponti e le cose sono cambiate in meglio, per fortuna!
L'esame, per chi vi si sottopone, è estremamente semplice. L'importante è rispettare il digiuno nelle dodici ore precedenti. Dopodiché si prelevano 8-10 cc. di sangue cui viene addizionato un anticoagulante.
L'ALITEST @ è una metodica citotossica riconosciuta in ambito scientifico e descritta nel testo di Immunologia Universitaria Roitt. Viene eseguita da personale medico specializzato, al fine di rendere la futura ricerca microscopica di eventuali reazioni patologiche delle cellule cimentate con gli antigeni sicura ed affidabile.
Compiute queste operazioni finalmente l'analista confronta i globuli bianchi con 200 sostanze pericolose ed incriminabili, una ad una ovviamente, e osserva al microscopio ciò che accade. Se il cibo in questione è tossico, scatena una serie di reazioni.
A seconda delle esigenze cliniche individuali è possibile ampliare e mirare lo screening delle sostanze tossiche incriminabili nella direzione preferita; un paziente che svolge un'attività nel settore agricolo potrebbe essersi sensibilizzato nei confronti di pesticidi o di anticrittogamici, per esempio, ed in tal caso con **l'ALITEST @** si potrà aprire una finestra diagnostica su questo settore di antigeni proponendo, a richiesta, l'aggiunta di un ulteriore pannello diagnostico accessorio, contenente svariate potenziali sostanze "sospette", su richiesta del medico curante.

A seconda dei tipo di reazione si potrà verificare un danneggiamento dei globuli bianchi (GB) classificabile a scopo diagnostico in quattro diversi gradi di gravità:
1° grado
I GB si contraggono, "pulsano".
2° grado

I GB si "gonfiano" vacuolizzandosi, ossia riempiendosi di piccole cavità.
3° grado
I GB sono pericolosamente gonfi e si può osservare un'interruzione della membrana citoplasmatica.
4° grado
I GB si disgregano esplodendo, immettendo in circolo mediatori chimici acidificanti e, pertanto, dannosi ai fini del programma della dieta pH.

L'esplosione dei leucociti
Questo evento, quando si verifica nell'organismo anziché in provetta, fa sì che determinati enzimi litici ed infiammatori, contenuti normalmente nei GB, finiscano nei tessuti, acidificandoli ed infiammandoli con abbassamento del pH.
Sono proprio gli enzimi evasi e perciò, in un certo senso, tossici, a provocare i vari fenomeni patologici dell'acidificazione del pH, che così brutalmente ci allontanano dal nostro obiettivo di salute ortomolecolare di corpo-mente-anima. Evitarli significa riunificarci con il nostro principio assoluto atomico e lasciare che l'anima voli in alto portando con sé un corpo sano e in perfetta salute.
Questo danno da iperacidificazione da alimenti incriminati si realizza, per esempio, agendo sulla capacità vibratoria delle membrane cellulari, alterandone l'equilibrio osmotico tra interno ed esterno, provocando degli squilibri elettrolitici e conseguenti edemi acidificanti (che in certe zone del corpo femminile corrispondono alla condizione precellulitica) e persino un diminuzione della massa muscolare e del bilancio azotato, prezioso indice indiretto del benessere dell'individuo.
Una volta accertati al microscopio gli effetti dannosi sui leucociti delle sostanze potenzialmente pericolose, se ne ricava un lungo tabulato. Accanto al nome di certi alimenti, vengono riportati i rispettivi gradi di iperdensibilità, proporzionalmente più o meno marcati in base al numero delle crocette.
Il paziente che decide di migliorare la sua salute e il suo pH con il programma della dieta pH, quando riceverà i risultati dei suoi test dovrà perciò fare dei sacrifici e privarsi di quegli alimenti incriminati per un periodo di tempo variabile in base alla reattività individuale, che comunque in genere non supera mai i 3-4 mesi. Dopo questa espiazione si reintrodurranno, con una tecnica particolare, i vari alimenti che dovranno essere consumati in maniera più equilibrata e senz'altro più varia. Facciamo un esempio pratico: se il paziente presentava un'intolleranza alimentare al 3° o 4° grado ai cosiddetti alimenti nervini (cioccolato, caffè, tè, coca cola ecc.) al termine della cura dovrà, almeno inizialmente, consumarne con più parsimonia, e non tutti i giorni, per consentire all'organismo di riaccettare quelli che una volta erano considerati degli "sgraditi ospiti".
L'allergia è tutto sommato una reazione più schietta dell'intolleranza

alimentare, che, anche se meno eclatante dal punto di vista sintomatologico, è più subdola come tempo d'insorgenza e progressivamente acidificante.
L'intolleranza è sicuramente più fastidiosa per la salute proprio perché, sia il paziente che il medico, spesso non si avvedono della relazione temporale e causale tra l'ingestione del cibo, o sostanza tossica, e l'insorgenza delle sintomatologie correlate.
Molte malattie scaturiscono dall'errata alimentazione e potrebbero essere curate senza ricorrere ai farmaci, ma semplicemente mangiando i cibi giusti al momento giusto.
In fin dei conti, da dove otteniamo i nostri enzimi, i nostri ormoni, se non dal cibo?
La prevenzione e la cura cominciano dunque dalla nostra tavola con il programma della dieta pH.

PER SAPERNE DI PIÙ

Chi è interessato a saperne di più sull'ALITEST @ può richiedere informazioni a:
A.I.M.O. - Associazione Internazionale Medicina Ortomolecolare
Via della Mendola, 68 - 00135 ROMA
Tel e Fax 063315961 - 3315943
Email: info@aimo.it
Internet: www.aimo.it.
Libri consigliati:
- *Medicina Ortomolecolare*
- *Candida: l'epidemia silenziosa: siete allergici al xx secolo*
- *La dieta pH: una terapia ortomolecolare per la salute del corpo, della mente e dell'anima*
- *La dieta dell'anima*
- *Il dente avvelenato*

Autori: Valeria Mangani-Adolfo Panfili - Ed. Tecniche Nuove